全国高职高专医药院校工学结合“十二五”规划教材

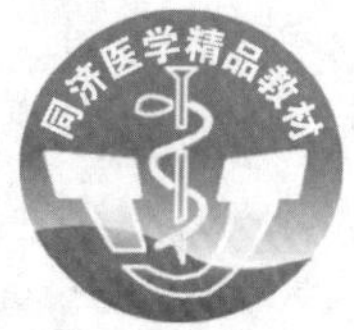

供临床医学、护理、助产、药学、检验、影像、口腔、康复等专业使用

组织学与胚胎学实验教程

主编 ○ 张国境

Zuzhixue yu peitaixue shiyanjiaocheng

主　编　张国境

副主编　郑建国　刘玉红　金　洁

编　委　（以姓氏笔画为序）

王　伟（首都医科大学燕京医学院）

王　毅（张掖医学高等专科学校）

刘玉红（邢台医学高等专科学校）

邢安凤（首都医科大学燕京医学院）

李润琴（重庆三峡医药高等专科学校）

张国境（首都医科大学燕京医学院）

金　洁（首都医科大学燕京医学院）

郑建国（湖北职业技术学院医学院）

華中科技大學出版社

http://www.hustp.com

中国 · 武汉

总序

Zongxu

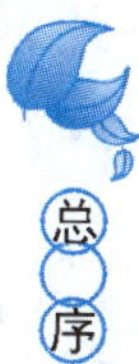

世界职业教育发展的经验和我国职业教育发展的历程都表明，职业教育是提高国家核心竞争力的要素之一。近年来，我国高等职业教育发展迅猛，成为我国高等教育的重要组成部分，与此同时，作为高等职业教育重要组成部分的高等卫生职业教育的发展也取得了巨大成就，为国家输送了大批高素质技能型、应用型医疗卫生人才。截至 2008 年，我国高等职业院校已达 1 184 所，年招生规模超过 310 万人，在校生达 900 多万人，其中，设有医学及相关专业的院校近 300 所，年招生量突破 30 万人，在校生突破 150 万人。

教育部《关于全面提高高等职业教育教学质量的若干意见》中明确指出，高等职业教育必须“以服务为宗旨，以就业为导向，走产学结合的发展道路”，“把工学结合作为高等职业教育人才培养模式改革的重要切入点，带动专业调整与建设，引导课程设置、教学内容和教学方法改革”。这是新时期我国职业教育发展具有战略意义的指导意见。高等卫生职业教育既具有职业教育的普遍特性，又具有医学教育的特殊性，许多卫生职业院校在大力推进示范性职业院校建设、精品课程建设，发展和完善“校企合作”的办学模式、“工学结合”的人才培养模式，以及“基于工作过程”的课程模式等方面有所创新和突破。高等卫生职业教育发展的形势使得目前使用的教材与新形势下的教学要求不相适应的矛盾日益突出，加强高职高专医学教材建设成为各院校的迫切要求，新一轮教材建设迫在眉睫。

为了顺应高等卫生职业教育教学改革的新形势和新要求，在认真、细致调研的基础上，在教育部高职高专医学类及相关医学类专业教学指导委员会专家和部分高职高专示范院校领导的指导下，我们组织了全国 50 所高职高专医药院校的近 500 位老师编写了这套以工作过程为导向的全国高职高专医药院校工学结合“十二五”规划教材。本套教材由 4 个国家级精品课程教学团队及 20 个省级精品课程教学团队引领，有副教授(副主任医师)及以上职称的老师占 65%，教龄在 20 年以上的老师占 60%。教材编写过程中，全体主编和参编人员进行了认真的研讨和细致的分工，在教材编写体例和内容上均有所创新，各主编单位高度重视并大力配合教材编写工作，编辑和主审专家严谨和忘我地工作，确保了本套教材的编写质量。

本套教材充分体现新教学计划的特色，强调以就业为导向、以能力为本位、贴近学生的原则，体现教材的"三基"（基本知识、基本理论、基本实践技能）及"五性"（思想性、科学性、先进性、启发性和适用性）要求，着重突出以下编写特点：

(1)紧扣新教学计划和教学大纲，科学、规范，具有鲜明的高职高专特色；

(2)突出体现"工学结合"的人才培养模式和"基于工作过程"的课程模式；

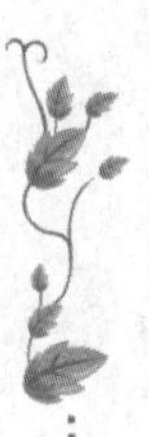

(3)适合高职高专医药院校教学实际，突出针对性、适用性和实用性；

(4)以"必需、够用"为原则，简化基础理论，侧重临床实践与应用；

(5)紧扣精品课程建设目标，体现教学改革方向；

(6)紧密围绕后续课程、执业资格标准和工作岗位需求；

(7)整体优化教材内容体系，使基础课程体系和实训课程体系都成系统；

(8)探索案例式教学方法，倡导主动学习。

这套规划教材得到了各院校的大力支持与高度关注，它将为高等卫生职业教育的课程体系改革作出应有的贡献。我们衷心希望这套教材能在相关课程的教学中发挥积极作用，并得到读者的青睐。我们也相信这套教材在使用过程中，通过教学实践的检验和实际问题的解决，能不断得到改进、完善和提高。

全国高职高专医药院校工学结合"十二五"规划教材

编写委员会

2010 年 3 月

前言

Qianyan

本书为全国高职高专医药院校工学结合“十二五”规划教材之一。

本书按照高职高专组织学与胚胎学教学大纲的要求安排实习内容，在每一章节的开始部分设计了“技能目标”，目的是让学生了解本次实习课所要达到的具体目标，在每一章节的后面附有“能力检测”，学生可以根据测试题来检查自己的实习效果。由于各院校使用的标本外形不同，因此，本书将“肉眼观察”内容设计成由学生自己来描述。本书在编写过程中始终贯彻形象思维为主、逻辑思维为辅的原则，文字描述从精从简，并将文字指导内容与彩色照片穿插在一起，照片中的主要结构都做了标注。学生在文字内容的指导下参考插图来观察标本或模型，有利于提高实习效果。

本书共计十七章：第一章为绪论，主要介绍组织学与胚胎学实习课的目的、光学显微镜的基本构造和使用方法、组织切片的制作方法以及如何观察组织学标本等内容；第二章至第十六章为组织学实习内容；第十七章为胚胎学总论的实习内容。

本书可供全国高职高专医药院校临床医学、护理、助产、药学、检验、影像、口腔、康复等专业使用。

由于编者水平有限，疏漏与错误在所难免，欢迎读者批评指正，以利本书在修订时加以完善。

编　者

2010.6

目录

Mulu

第一章
绪　　论

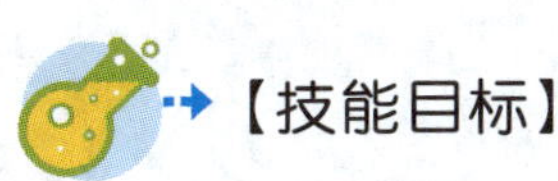

【技能目标】

(1)能说出显微镜主要构件的名称和功能。
(2)能熟练使用显微镜观察组织切片。
(3)了解制作石蜡切片的主要步骤。

一、组织学与胚胎学实习课的目的

组织学与胚胎学是一门重要的形态学医学基础课程,组织学着重研究人体微细结构及与其机能的关系,胚胎学则着重研究人体胚胎的早期发生和主要器官系统发生的形态变化规律。组织学与胚胎学实习课的目的在于,通过对标本和模型的观察,学生可以验证和巩固理论知识,并加深对理论知识的理解和掌握,最终具备准确辨认各种组织和器官形态结构的能力,具备用绘图的方式对在显微镜下所观察到的细胞、组织和器官的形态结构进行正确描绘的能力,为学习后续相关课程,尤其是病理解剖学奠定基础。同时,实习课还要注重培养学生科学的思维方法、严格的科学作风和严肃的科学态度。

二、普通光学显微镜的构造和使用方法

(一)构造

普通光学显微镜分机械部分和光学部分,其外形如图 1-1 所示。

1. 机械部分

镜座　位于显微镜底部,起稳定和托载整个镜体的作用。

镜柱　镜座后端向上直伸的部分,起联系和支持镜臂和载物台的作用。

镜臂　镜柱上方的弯曲部分,适于手握。

双目观察筒　位于镜臂前端的上方,顶端可放置目镜。将其两个筒推近或拉远便可调节瞳距。左筒顶端有屈光度调节旋钮。

物镜转换器　位于镜臂前端的下方,可自由旋转。其上有四个圆孔,可安装不同放大倍数的物镜。转动物镜转换器,可使所需物镜到达使用位置。

载物台　位于物镜下方，镜柱的前方，是放置标本的平台。正中有通光孔，可供光线通过。后端有标本推进尺，由游标卡尺和推进旋钮构成。前者位于载物台上，用于固定标本；后者位于前者右端的下方，旋动其上下两个旋钮，可使标本作前后或左右位移。

粗、细调焦旋钮　位于镜柱两侧，载物台的后下方。向内或向外旋动旋钮，可使载物台下降或上升，用以调节标本与物镜之间的距离。外圈为粗调焦旋钮，与低倍物镜配合使用；内圈为细调焦旋钮，与高倍物镜配合使用。

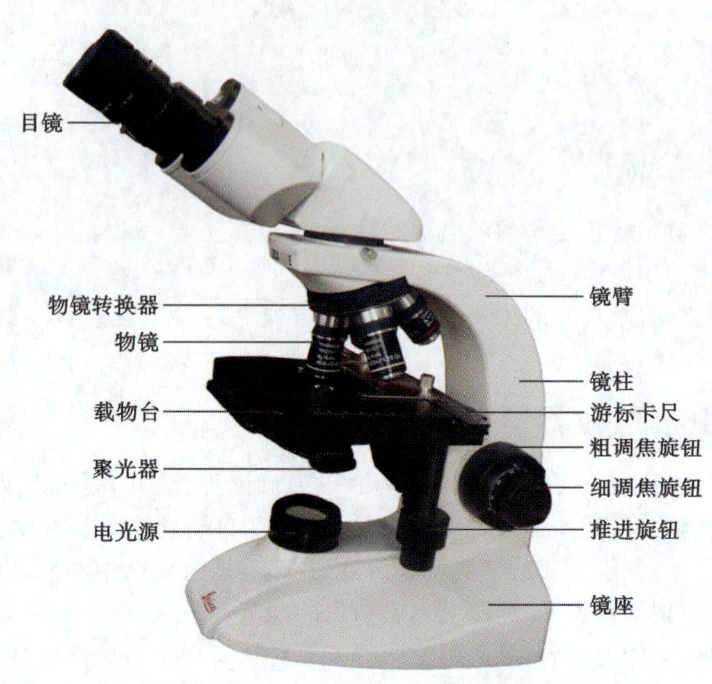

图 1-1　普通光学显微镜

2. 光学部分

电光源　安装于镜座内，开关位于镜座后面，亮度调节旋钮位于镜座左侧。

乳白滤色片　安装于聚光器的下方，可使照明变得较为均匀。

聚光器　连于载物台下方，包括孔径光阑和聚光镜。孔径光阑可控制聚光器的通光范围，通过平行拨动手柄可调节其中心小孔的直径。聚光镜由透镜组成，可将通过孔径光阑的光束汇聚后投射到标本上，以提高照明亮度。拨动聚光器的转杆可调节其高度，以投射到标本上的光斑最小、最亮为最佳聚焦位置。

物镜　安装于物镜转换器上，可使被观察的标本形成一放大的倒置的像，有“4×”、“10×”、“40×”和“100×(油镜)”四种，分别可将标本放大 4、10、40 和 100 倍。前两种为低倍镜，后两种为高倍镜。其中“100×(油镜)”物镜的使用方法较特殊，在组织学与胚胎学实习课中用不到。

目镜　安装于目镜筒上，可将物镜所成的像进一步放大，规格为“10×”。物镜与目镜放大倍数的乘积为最终的放大倍数。

(二)使用方法

1.准备

将显微镜放置在距台沿约 15 cm 处，略靠左侧，于镜体右侧绘图。调节坐凳至适宜高度。

2.照明粗调

(1)确认乳白滤色片位于光路上、孔径光阑打至最大(手柄位于左端)、聚光器升至最高。

(2)打开电光源开关。

(3)稍旋开亮度调节旋钮，于载物台的通光孔处可观察到光亮即可。

3.低倍镜观察

(1)旋动物镜转换器，使“4×”物镜对准通光孔。降低载物台至距“4×”物镜约 1.5 cm处，将标本夹于游标卡尺上(应注意使有盖玻片的一面向上)，并将要观察的部位移到通光孔处。

(2)眼通过目镜观察标本，旋动亮度调节旋钮至照明亮度适宜。

(3)眼继续通过目镜观察标本，手缓缓向外旋动粗调焦旋钮，使载物台慢慢上升，至标本的结构清晰可见。

(4)直接旋动物镜转换器，使“10×”物镜对准通光孔。

(5)眼通过目镜观察标本，稍旋开亮度调节旋钮至照明亮度适宜。

(6)眼继续通过目镜观察标本，手向内或向外稍旋动粗调焦旋钮便可观察到清晰的结构。

4.高倍镜观察

(1)先在“10×”物镜下将要观察的结构移到视野正中，并调清晰。

(2)直接旋动物镜转换器，使“40×”物镜对准通光孔。

(3)眼通过目镜观察标本，旋动亮度调节旋钮至照明亮度适宜。

(4)眼继续通过目镜观察标本，手缓缓向内或向外旋动细调焦旋钮，至标本的结构清晰可见。

(5)标本观察完毕，务必先将高倍镜转成低倍镜方可取下标本。

5.更换标本

更换标本后重复 2～4 步。

6.关显微镜

显微镜使用完毕，先将亮度调节旋钮关到最小，然后再关掉开关。将物镜转离通光孔，并将载物台升至最高。最后加罩，将显微镜置于操作台中央。

7.双目观察筒的调节

(1)屈光度　先旋动调焦旋钮使右眼观察到清晰的图像，再旋动左观察筒的屈光度调节旋钮至左眼也能观察到清晰的图像。

(2)瞳距　将两个观察筒拉至最远，再将它们缓缓靠拢至双眼视野合二为一。

8.注意事项

(1)首次使用显微镜时，将乳白色的滤色片和聚光器调整好，以后使用不再调节。

(2)应同时用双眼观察标本。

(3)用高倍镜观察时只能使用细调焦旋钮,不能使用粗调焦旋钮。

(4)转换物镜时应旋动物镜转换器,不能直接扳物镜。

(5)用高倍镜观察时不要误用"100×(油镜)"。

(6)高倍镜下如反复调节细调焦旋钮仍得不到清晰的图像,应检查标本是否为有盖玻片的一面向上。如有盖玻片的一面向下,则不能在高倍镜下把物像调清晰。

(三)显微镜的维护

(1)显微镜必须经常保持清洁,金属部分可用绸布擦净,镜头只能用擦镜纸擦拭,不可用普通纸代替。

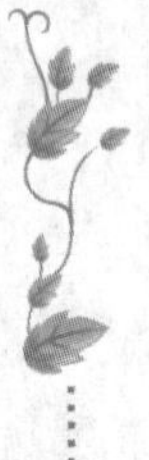

(2)搬动显微镜时,应右手握镜臂,左手托镜座,使镜体直立,然后轻放于它处。切勿一手提着显微镜,前后摆动,这样容易使目镜等部件脱落坠地。

(3)同学间不能互相调换目镜或其他部件。

(4)显微镜有故障时应请教师指导解决,学生不得自行拆卸、修理。

三、组织学切片制作

组织学的制片方法可归纳为两大类,即切片法和非切片法。

(一)切片法

利用切片法制作标本是组织学研究的基本方法。制备切片标本的要求是:尽可能保存活体组织和细胞结构的原貌;在显微镜下容易透光,有色,易于辨认;可长期保存。具体切片方法包括石蜡切片法、火棉胶切片法和冰冻切片法等。下面重点介绍石蜡切片的制作。

1. 取材和固定

动物处死后,立即取材进行固定,以保存原有的结构和成分。取下的组织块以大小为1.0 cm×1.0 cm×0.5 cm为宜,用器械挤压过的部位应去除。常用的固定剂有甲醛、酒精、苏萨(Susa)液等。

2. 脱水、透明和包埋

固定后的组织块仍含水分,因水与石蜡互不溶,故不能直接包埋,需经两个中间步骤。首先是酒精脱水,用酒精将组织块中的水置换出来;然后是二甲苯透明,用二甲苯再将酒精置换出来。二甲苯可与石蜡互溶,此时的组织块便可用石蜡包埋了。包埋的目的是把组织包在较硬的物质中,以便切成薄片。

包埋前应先用石蜡将透明后的组织块浸透,即用石蜡将二甲苯置换出来。然后将熔化的石蜡倒入包埋器,再将已浸蜡的组织块放入,待冷却后,石蜡由液态变为固态,组织块便包埋其中了。

3. 切片

切片是在专业切片机上进行的,目的是使组织薄到在显微镜下可以透光的程度。切片厚度多设在5~7 μm,约为多数细胞厚度的一半,这样观察起来比较清晰,并能连续切片,即形成蜡带。将切好的蜡带放在40℃左右的温水中,再将蜡片逐个展平,用涂有蛋白甘油(可防脱片)的载玻片捞片,置温箱中烤干。

4.染色

染色的目的是使组织和细胞的各种结构染上不同的颜色而便于辨认。最常用的为苏木精-伊红染色，即HE染色。HE染色的操作方法与步骤如下。

(1)脱蜡　切片入二甲苯两次，每次5～10 min。

(2)脱二甲苯　入浓度递减的酒精至蒸馏水，每次约5 min。

(3)染色：

①入苏木精染液染色约10 min。

②用蒸馏水洗去多余染液。

③入酸酒精分色约10 s，至细胞核染色较深，其他结构无色为宜。

④入自来水缓洗约20 min，使苏木精蓝化，细胞核呈蓝色。

⑤入蒸馏水涮洗切片。

⑥入伊红染液染色约10 min。

⑦入80%酒精、90%酒精涮洗，分色并洗去浮色。

⑧入95%、100%(Ⅰ和Ⅱ)酒精脱水。

⑨入二甲苯(Ⅰ和Ⅱ)透明。

注意：用苏木精-伊红染色时，需随时用显微镜观察染色情况，如染色过浅应重复染色。

5.封片

多数染液为水溶液(如苏木精和伊红染液)，染色后的切片含较多的水分。因水与树胶互不溶，而二甲苯可与树胶互溶，故也需经酒精脱水和二甲苯透明这两个中间步骤。

经二甲苯透明后，擦去多余的二甲苯，在切片中央滴一滴树胶，盖上盖玻片，待树胶凝固。

封片是用透明的粘合剂在切片的表面粘上盖玻片，起到保护切片的作用。最常用的粘合剂为树胶。树胶不仅可使切片长时间保存，而且由于经过脱水和透明，组织和细胞的结构也更清晰。

(二)非切片法

非切片法种类较多，常用的有以下三种。

(1)涂片法　如血涂片。

(2)铺片法　如肠系膜铺片。

(3)磨片法　如骨磨片。

四、注意事项

(一)观察顺序

(1)严格按照肉眼、“4×”物镜、“10×”物镜和“40×”物镜的顺序进行观察。观察时要从整体到局部，从宏观结构到微细结构，要把形态结构与功能联系起来，边观察，边思考。“10×”物镜和“40×”物镜交替使用，可收到较好的观察效果。

(2)观察器官标本时，还要了解它是实质性器官还是空腔性器官。前者应从表面

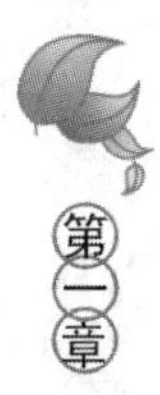

向内部观察,而后者应从腔面向外观察。

(二)人工假象

由于制片的原因有时会使镜下结构与生活状态时的结构不同。最常见的原因是固定,因为固定并不能使所有成分和结构保持生活状态时的原状,组织和细胞的某些结构可能会变形,甚至不能见到。如常规固定液多不能保留脂滴而使脂肪细胞呈空泡状。

(三)组织和细胞的生理状态

取材时组织和细胞的生理状态不同,显微镜下呈现的形态也就不同。如杯状细胞,充满分泌物时顶端膨大,细胞呈杯状,而当分泌物排空时,细胞则变为柱状。

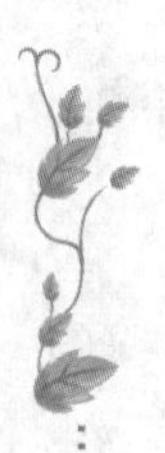

(四)染色与显示的关系

采用不同的染色方法可显示组织和细胞的不同结构,因此,在观察标本时应了解其染色方法。如 HE 染色只能显示结缔组织中的胶原纤维和弹性纤维,不能显示网状纤维,而硝酸银染色只能显示网状纤维,不能显示前两者。所以,常常要观察不同染色方法的切片才能了解组织或器官的全部结构。

(五)切面和立体的关系

组织学切片甚薄,观察时必须时刻想到,切片上所见的图像只是该结构的一个平面,要将其同整体联系起来,正确地理解局部与整体、平面与立体的关系。例如,管形结构不同切面的形状如图 1-2 所示。

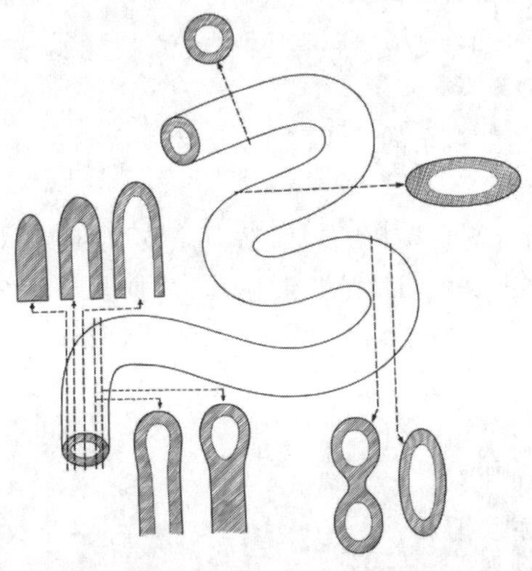

图 1-2　管形结构不同切面示意图

五、能力检测

(1)什么是 HE 染色?结果如何?

(2)用显微镜观察组织切片,观察顺序如何?

(张国境)

第二章

细　胞

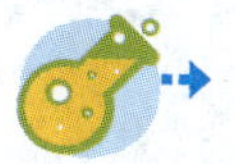

【技能目标】

(1)能在 HE 染色切片标本上辨认细胞的基本结构。

(2)能绘出脊神经节细胞的高倍镜图。

一、观察标本

1. 脊神经节细胞

【材料与方法】动物或人的脊神经节，苏萨液固定，石蜡切片，HE 染色。

【肉眼观察】请描述肉眼观察切片的结果。

【低倍镜观察】切片中可见许多较大的细胞，呈圆形或卵圆形，细胞核圆形，位于细胞中央。细胞质呈粉红色。有的细胞中央未见细胞核。

【高倍镜观察】用高倍镜观察细胞膜、细胞质、细胞核、脊神经节细胞。

(1)细胞膜　光学显微镜下不能分辨。

(2)细胞质　嗜酸性，染成粉红色。胞质内含有一些紫色的细小颗粒。

(3)细胞核　圆形，较大，染色浅，位于细胞中央。核膜轮廓清楚，核内可见一个较大的圆形颗粒，为核仁。

(4)脊神经节细胞(图 2-1)　周围有一层小细胞围绕，这些小细胞轮廓不清楚，呈梭形或立方形，细胞核也小，呈圆形，染色浅，核仁清楚，为卫星细胞。

2. 肝细胞

【材料与方法】人或动物的肝脏，苏萨液固定，石蜡切片，HE 染色。

【肉眼观察】请描述肉眼观察切片的结果。

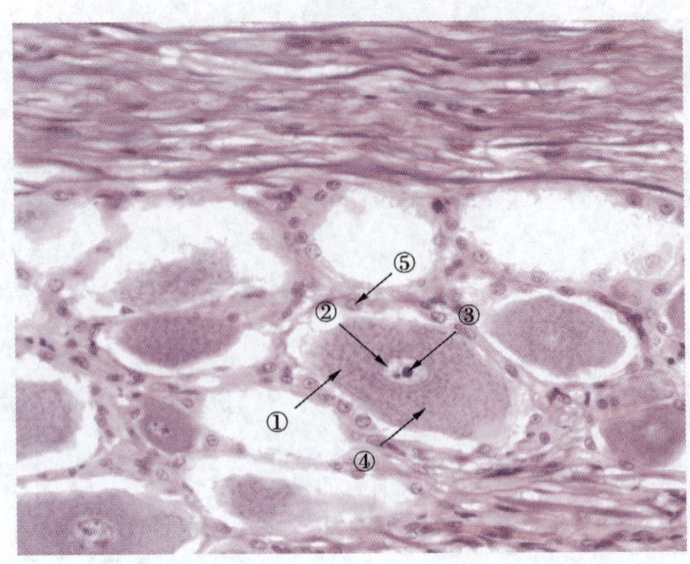

图 2-1　脊神经节细胞(低倍)

①脊神经节细胞　②细胞核　③核仁　④细胞质　⑤卫星细胞

【低倍镜观察】肝细胞排列紧密,成条索状。

【高倍镜观察】肝细胞(图 2-2)呈多边形,细胞的界限不清楚,胞质呈粉红色,细胞核呈圆形,染成蓝紫色,位于肝细胞的中央,有的细胞内可见两个细胞核,核仁明显。

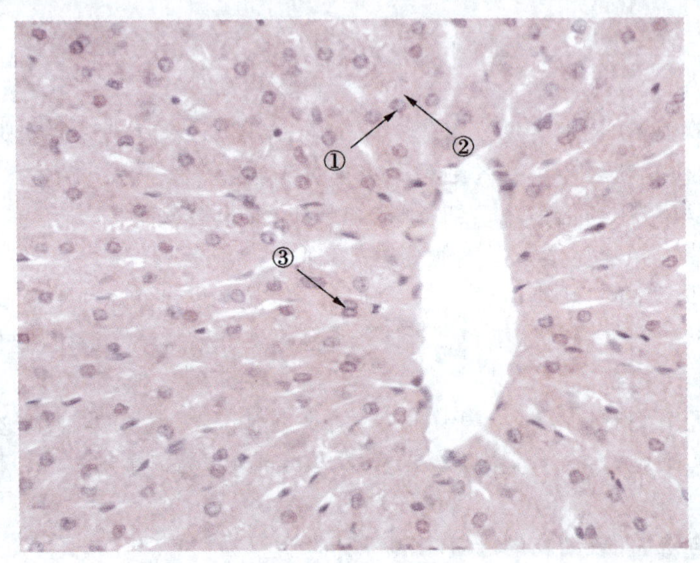

图 2-2　肝细胞(高倍)

①肝细胞核　②肝细胞质　③双核肝细胞

3. 柱状细胞

【材料与方法】人或动物的小肠,石蜡切片,HE 染色。

【肉眼观察】请描述肉眼观察切片的结果。

【低倍镜观察】在标本的一侧有许多指状突起，为小肠绒毛。绒毛表面有一层排列紧密的细胞，主要为柱状细胞。

【高倍镜观察】柱状细胞（图 2-3）排列紧密，界限不清楚。

（1）细胞呈高柱状，高度大于宽度。

（2）胞质嗜酸性，染成浅粉红色。

（3）细胞核为长椭圆形，染成蓝紫色，靠近细胞的基底部。

二、示教标本

示教 1　高尔基复合体（脊神经节）

【材料与方法】猫的脊神经节，用 1%～2%锇酸浸染，制成石蜡切片。

【高倍镜观察】高尔基复合体分布在核周围的胞质内，由染成黑色的点线相连成网。

示教 2　线粒体（小肠上皮）

【材料与方法】小鼠的小肠，石蜡切片，铁苏木精染色。

【高倍镜观察】上皮细胞呈长柱状，排列紧密，细胞核为卵圆形，位于细胞的近基底部，着色甚浅。线粒体染成蓝黑色，分布在细胞核两端的胞质中，在核上方的多为杆状或线状，在核下方的多为颗粒状。

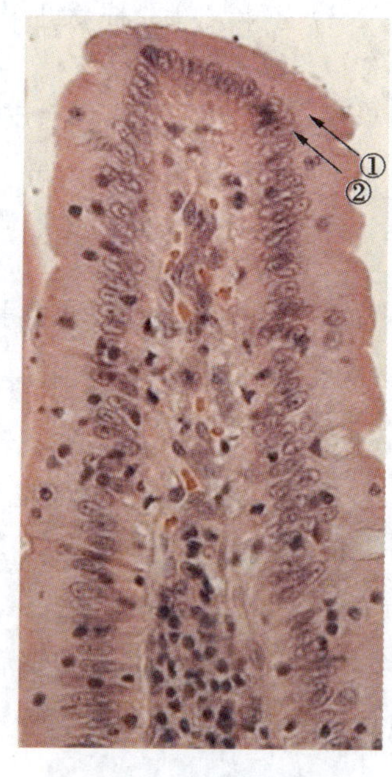

图 2-3　柱状细胞（高倍）
①柱状细胞细胞质
②柱状细胞细胞核

三、绘图

绘高倍镜下脊神经节细胞的结构图。

四、能力检测

（1）用光学显微镜观察 HE 染色的切片标本可看到细胞的哪些结构？

（2）什么是嗜酸性？什么是嗜碱性？

（3）为什么有些脊神经节细胞的中央没有观察到细胞核？

（4）细胞核的形状与细胞的形状有什么关系？

（张国境）

第三章
上皮组织

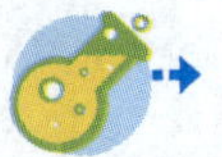

【技能目标】

(1)能辨认单层柱状上皮、假复层纤毛柱状上皮、复层扁平(鳞状)上皮的组织结构。

(2)能绘出单层柱状上皮的结构图。

一、观察标本

1. 单层柱状上皮

【材料与方法】动物小肠,石蜡切片,HE染色。

【肉眼观察】请描述肉眼观察切片的结果。

【低倍镜观察】小肠的腔面伸出许多较长的指状突起(称小肠绒毛),呈现纵切面、横切面和斜切面。绒毛表面即是单层柱状上皮(图3-1)。

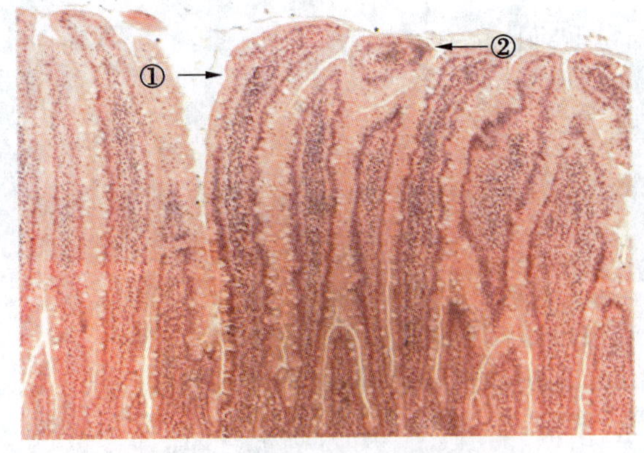

图3-1 单层柱状上皮(低倍)

①小肠绒毛纵切面 ②小肠绒毛横切面

【**高倍镜观察**】单层柱状上皮(图 3-2)主要由两种细胞组成。

(1)柱状细胞　细胞排列紧密,呈高柱状;核长椭圆形,染色较浅,靠近细胞基底部;细胞质染成粉红色。细胞的游离面有一层厚度均匀、染成粉红色的膜状结构,即纹状缘。细胞的基底部隐约可见染色较浅的粉红色线状结构,即基膜。

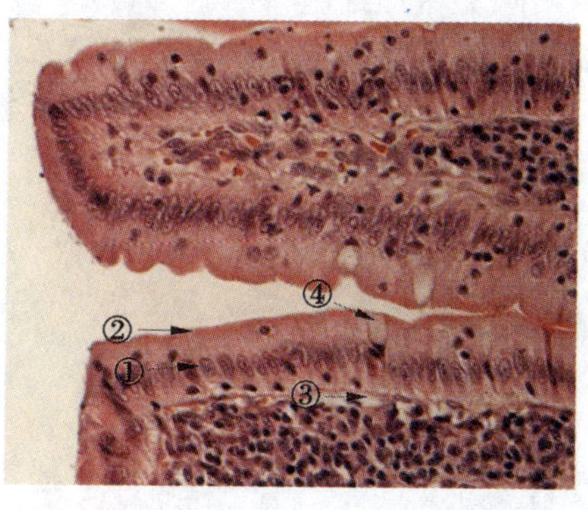

图 3-2　单层柱状上皮(高倍)

①柱状细胞　②纹状缘　③基膜　④杯状细胞

(2)杯状细胞　位于柱状细胞之间,形似高脚杯状。细胞顶部膨大成圆形,染色浅,似空泡状,这是由于杯状细胞产生的分泌颗粒经制片时溶解所致,细胞底部较细窄的部分可见细胞核,呈三角形或扁圆形,染色深。

淋巴细胞常侵入小肠上皮细胞之间,细胞小而圆,核圆,着深蓝色,细胞质少。

2.假复层纤毛柱状上皮

【**材料与方法**】动物或人的气管,石蜡切片,HE 染色。

【**肉眼观察**】请描述肉眼观察切片的结果。

【**低倍镜观察**】假复层纤毛柱状上皮(图 3-3)位于气管管腔面,基膜明显,为均质状粉红色的薄膜,其上方为上皮。上皮的游离面和基底面均较整齐,但细胞高低不等,核的位置高低不齐,易误认为是复层上皮。

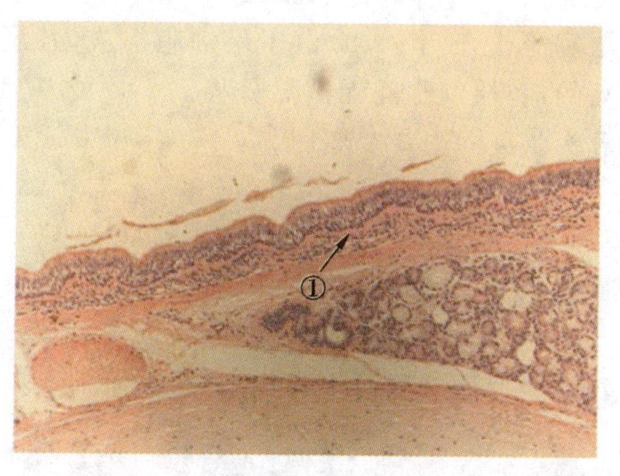

图 3-3　假复层纤毛柱状上皮(低倍)

①基膜

【**高倍镜观察**】假复层纤毛柱状上皮(图 3-4)由四种细胞组成。

(1)柱状细胞　数目较多,细胞呈高柱状,顶部较宽而基底部较窄;核卵圆形,染成浅蓝色，位置靠近细胞的游离面。细胞游离面有排列整齐的细小突起，为纤毛。

(2)梭形细胞　细胞为梭形；核呈窄椭圆形，染色较深，位于上皮中层。

(3)锥形细胞　细胞呈锥体形，位于上皮基部，胞体小，细胞顶部不到腔面；核圆形，较小，染色较深。

(4)杯状细胞　夹在其他细胞之间，顶端到达上皮表面，形态同单层柱状上皮内的杯状细胞。

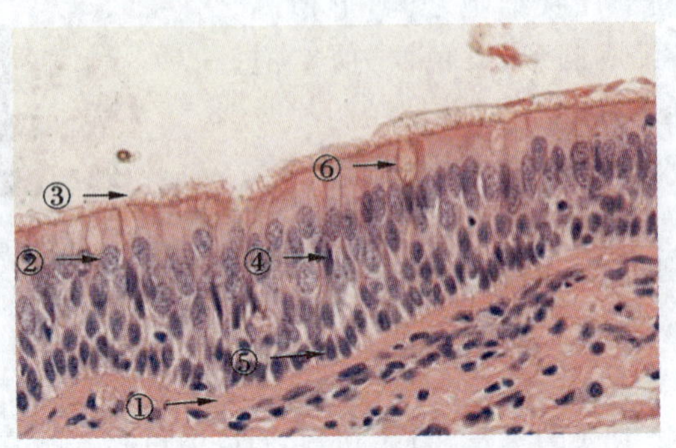

图 3-4　假复层纤毛柱状上皮(高倍)

①基膜　②柱状细胞　③纤毛　④梭形细胞　⑤锥形细胞　⑥杯状细胞

3.复层扁平(鳞状)上皮

【材料与方法】动物食管，石蜡切片，HE 染色。

【肉眼观察】请描述肉眼观察切片的结果。

【低倍镜观察】复层扁平上皮(图 3-5)由多层细胞组成，各层细胞的形态不同，但细胞的形态变化是逐渐的，各层细胞间无截然分界。上皮的基底面起伏不平，基膜不易看清。结缔组织呈乳头状突向上皮基底面。

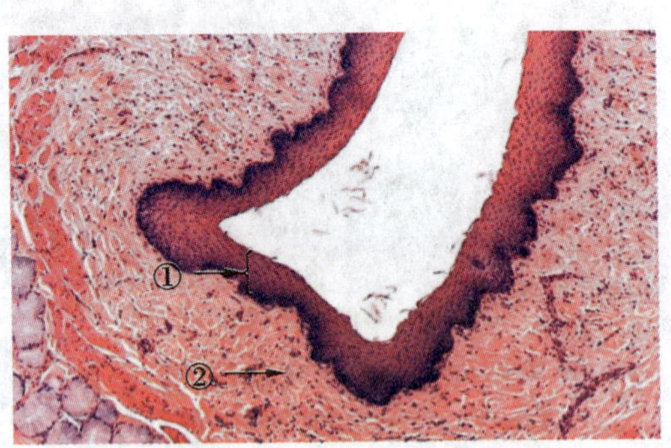

图 3-5　复层扁平上皮(低倍)

①复层扁平(鳞状)上皮　②结缔组织

【高倍镜观察】基膜位于上皮与结缔组织交界面，呈粉红色波浪线，有时不甚清楚。由上皮的基底面向腔面逐层观察细胞的结构，结构如图 3-6 所示。

(1)基底层　位于基膜上方的一层细胞，细胞较小，界限不清楚，为立方形或矮柱状；核圆形，位于细胞中央；胞质嗜碱性较强，染色深。

(2)多边形细胞层　由数层多边形细胞组成，细胞体积逐渐变大，细胞界限清楚，核为圆形，位于细胞中央。

(3)梭形细胞层　由数层梭形细胞组成，梭形细胞形态比多边形细胞的扁，细胞核为扁圆形，染色深，位于细胞中央。

(4)表层　位于上皮的表面，为数层扁平细胞，细胞界限不清。核扁平，较小，染色较深。最表层的细胞已退化并不断脱落。

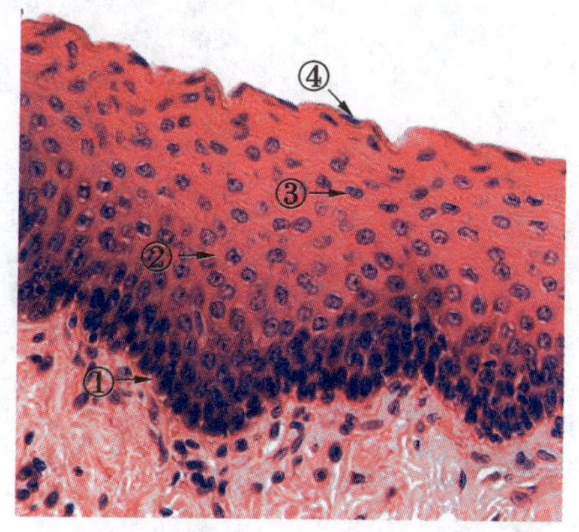

图 3-6　复层扁平上皮(高倍)

①基底层　②多边形细胞层
③梭形细胞层　④表层

二、示教标本

示教 1　单层扁平上皮

【材料与方法】血管内皮，石蜡切片，HE 染色。

【高倍镜观察】内皮细胞呈扁平状；细胞核扁椭圆形，蓝紫色，略向管腔突出；胞质部分极薄，染成粉红色。

示教 2　变移上皮

【材料与方法】动物膀胱，石蜡切片，HE 染色。

【高倍镜观察】由上皮的基底面向腔面逐层观察细胞的结构。

(1)基底层　位于上皮最基部的一层细胞，细胞轮廓不清，细胞核圆形，染成蓝紫色。

(2)中间层　在基底层以上有数层多边形细胞，细胞核圆形，位于细胞中央。

(3)表层　为上皮表面的一层大的立方形细胞，有时可见细胞内有两个细胞核。胞质嗜酸性，着色较深。

三、绘图

绘高倍镜下单层柱状上皮的结构图。

四、能力检测

(1)单层柱状上皮内柱状细胞和杯状细胞有何区别？

(2)假复层纤毛柱状上皮内有哪几种细胞？

(3)复层扁平上皮各层细胞形态有何不同？

(邢安凤)

第四章
结缔组织

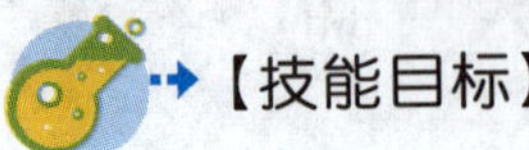

(1)能辨认疏松结缔组织铺片与切片中的结构，透明软骨、骨以及各种血细胞的形态结构。

(2)能绘出疏松结缔组织的结构图。

一、观察标本

1. 疏松结缔组织铺片

【材料与方法】将台盼蓝注射入小鼠腹腔，次日取其肠系膜，苏萨液固定，偶氮洋红和醛品红染色，制成铺片。

【肉眼观察】请描述肉眼观察铺片的结果。

【低倍镜观察】选择标本较薄处观察，纤维纵横交错成网，排列疏松。在纤维之间可见许多细胞。纤维与细胞之间未染色的部分，在生活状态时充满无定形基质。

【高倍镜观察】疏松结缔组织(图 4-1)特征如下。

(1)胶原纤维　数量多，染成粉红色，呈波浪状，较粗大，有分支。

(2)弹性纤维　染成紫色，较细，有分支，末端常卷曲。

(3)肥大细胞　圆形或椭圆形；核小，位于细胞中央，圆或卵圆形，有时核被颗粒遮盖而不明显；胞质中充满密集的紫色颗粒。

(4)巨噬细胞　形状不规则，轮廓不清；胞质内有许多大小不等、分布不均的蓝色台盼蓝颗粒。

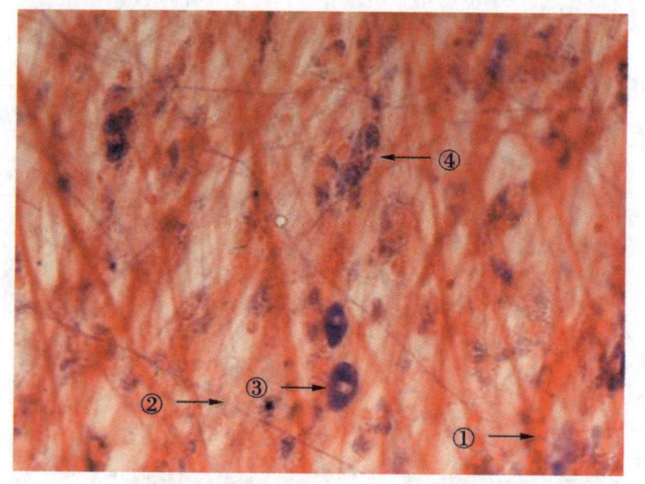

图 4-1　疏松结缔组织铺片(高倍)

①胶原纤维　②弹性纤维　③肥大细胞　④巨噬细胞

2. 疏松结缔组织切片

【材料与方法】动物胃，石蜡切片，HE 染色。

【肉眼观察】请描述肉眼观察切片的结果。

【低倍镜观察】在红染的肌层和黏膜肌层之间有大片疏松结缔组织(图 4-2)，染色较浅，呈粉红色，组织内含丰富血管。

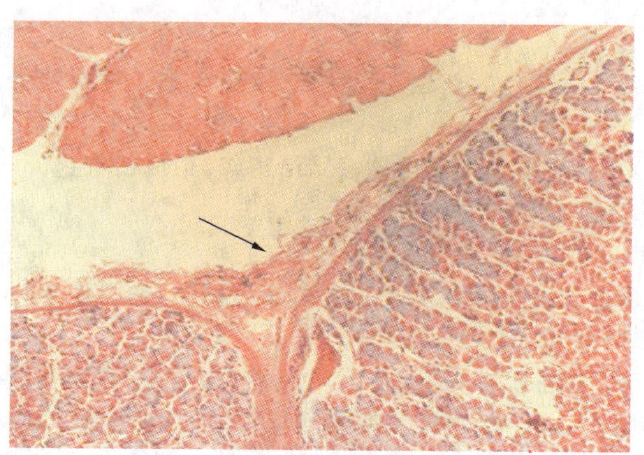

图 4-2　疏松结缔组织切片(低倍)

【高倍镜观察】疏松结缔组织(图 4-3)中的纤维和细胞特征如下。

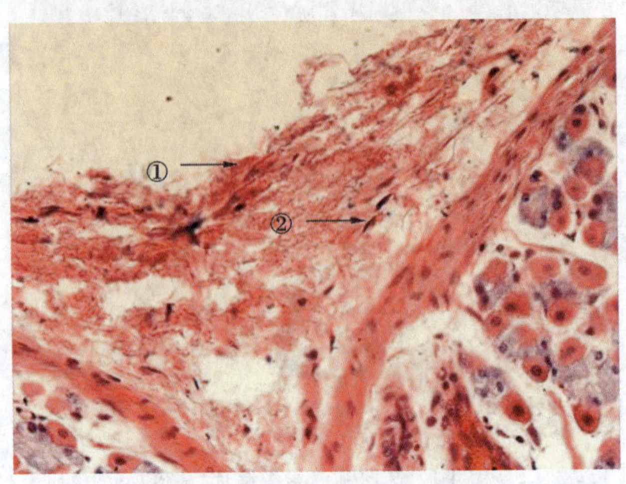

图 4-3　疏松结缔组织切片(高倍)

①纤维　②成纤维细胞细胞核

(1)纤维　纤维染成粉红色,排列疏松,呈不同形状的切面,主要为胶原纤维。弹性纤维因数量少、染色又与胶原纤维相近,故在此标本上不易分辨。

(2)细胞　在纤维之间,可见染成蓝紫色的梭形细胞核,多为成纤维细胞的核,其胞质分辨不清。其他细胞在此标本上不易辨认。

3. 透明软骨

【材料与方法】动物或人的气管,石蜡切片,HE 染色。

【肉眼观察】请描述肉眼观察切片的结果。

【低倍镜观察】染成蓝色的部位即透明软骨(图 4-4)。透明软骨在低倍镜下的特征如下。

(1)软骨膜　为包在软骨周围的致密结缔组织,染成粉红色。软骨膜分内、外两层,外层纤维较多,细胞较少,内层则相反。

(2)软骨组织　主要观察基质和软骨细胞。

①基质　有的部分因含硫酸软骨素较多,呈嗜碱性,染成蓝色,有的部分由于蛋白质含量较多,显嗜酸性,染成粉红色。

②软骨细胞　位于基质的软骨陷窝内,生活状态时,整个陷窝为软骨细胞所充满,在制片过程中,因细胞收缩,故在标本中常见细胞与陷窝之间有空隙。软骨细胞的形状和排列与软骨的生长方式有关,靠近软骨膜的细胞,呈长梭形,多与软骨表面平行排列,并且单独存在,是软骨膜产生的幼稚软骨细胞。在软骨深部,细胞呈圆形或椭圆形,成组排列,每组有 2～8 个细胞,是由 1 个软骨细胞分裂形成,称同源细胞群,为成熟软骨细胞。

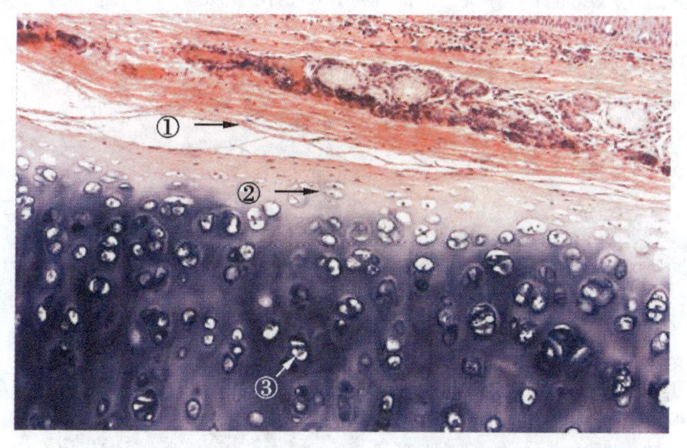

图 4-4　透明软骨(低倍)

①软骨膜　②幼稚软骨细胞　③成熟软骨细胞

【高倍镜观察】透明软骨(图 4-5)内部的软骨细胞一般呈圆形或椭圆形，细胞中央有圆形的核，胞质弱嗜碱性，其中常见到 1～2 个空泡，这是被溶解了的脂肪滴或糖原。软骨细胞周围的新生软骨基质，嗜碱性较强，为软骨囊。

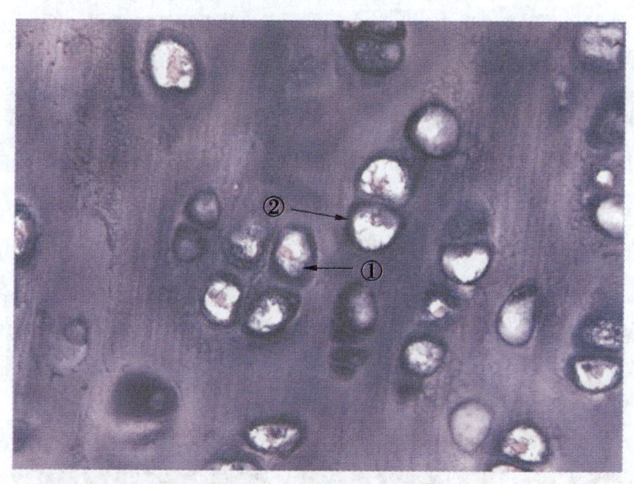

图 4-5　透明软骨(高倍)

①软骨细胞　②软骨囊

4. 骨

【材料与方法】取动物长骨骨干，先用酸液脱钙，然后制成石蜡切片，用硫堇染色。

【肉眼观察】请描述肉眼观察切片的结果。

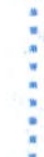

【低倍镜观察】辨认如图 4-6 所示的骨密质结构。

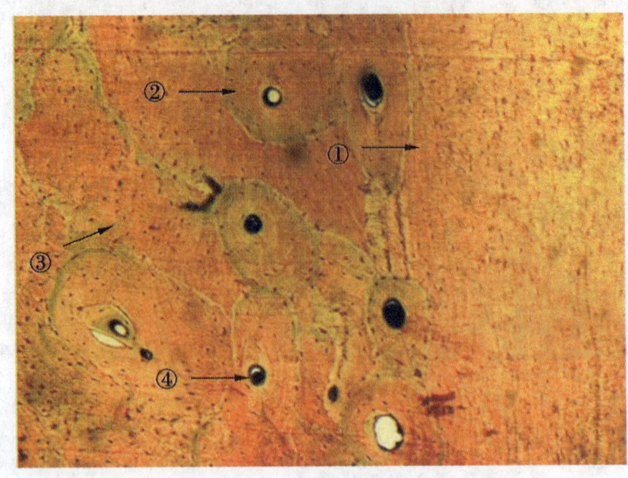

图 4-6　骨密质(低倍)

①外环骨板　②骨单位　③间骨板　④中央管

(1)环骨板　位于骨切片两侧的表面,骨板间有骨陷窝和骨小管。外环骨板较厚,为与骨外表面呈平行排列的数层骨板。内环骨板较薄,位于骨髓腔的表面,顺腔面排列,不规则。

(2)骨单位(哈弗斯系统)　位于内、外环骨板之间,由中央管和数层呈同心圆排列的骨板构成。每层骨板称哈弗斯骨板,骨板间有骨陷窝。常见中央管之间有穿通管相连。

(3)间骨板　位于骨单位间,或骨单位与环骨板之间,是不完整的骨单位,呈半圆形或弧形。

【高倍镜观察】选取如图 4-7 所示的典型骨单位(哈弗斯系统),观察其结构。

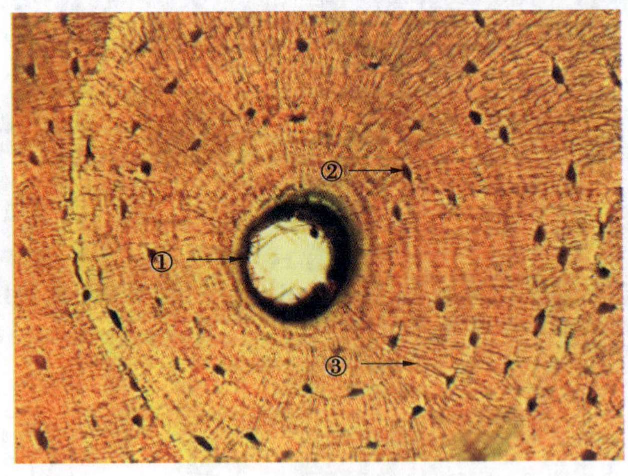

图 4-7　骨单位(高倍)

①中央管　②骨陷窝　③骨小管

(1)骨陷窝　骨细胞胞体所在的空间，为顺着骨板排列的小窝，呈长圆形，内充满棕黑色染料。

(2)骨小管　与骨陷窝相连的许多细管，也充满棕黑色染料，是骨细胞突起所在的空间。

5. 血液

【材料与方法】人血涂片，瑞氏法染色。

【肉眼观察】请描述肉眼观察切片的结果。

【低倍镜观察】选择细胞分布均匀处观察。在众多的红细胞之间可见细胞核染成蓝紫色的白细胞。

【高倍镜观察】分辨各种血细胞。

(1)红细胞　细胞小而圆，无核，胞质红色，中心染色浅，边缘染色深。

(2)白细胞　为有核的细胞，数目较少。包括中性粒细胞、嗜酸性粒细胞、嗜碱性粒细胞、淋巴细胞、单核细胞等。

①中性粒细胞　数量多，胞质弱嗜酸性，着浅粉色，含细小的嗜中性颗粒(一般不易看清)，核呈紫色，可见分叶核和杆状核。分叶核为两至五叶，以两至三叶者较多，叶间有细丝相连。杆状核不分叶，呈腊肠状。如图4-8所示。

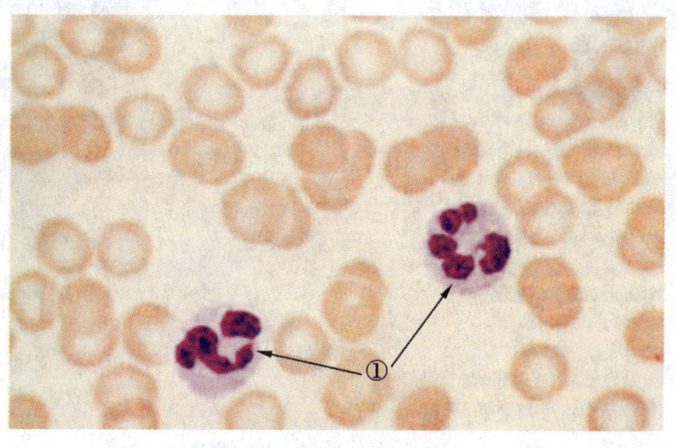

图4-8　中性粒细胞(高倍)

①中性粒细胞

②嗜酸性粒细胞　数量较少，细胞呈圆形，比中性粒细胞稍大。胞质中充满粗大而均匀的嗜酸性颗粒，被染成红色，核紫色，多分两叶，也可见三叶核。如图 4-9 所示。

③嗜碱性粒细胞　数量最少的白细胞，胞质内含有大小不等、分布不均的深蓝色嗜碱性颗粒。核为不规则形，有时被颗粒掩盖，不易看清。如图 4-10 所示。

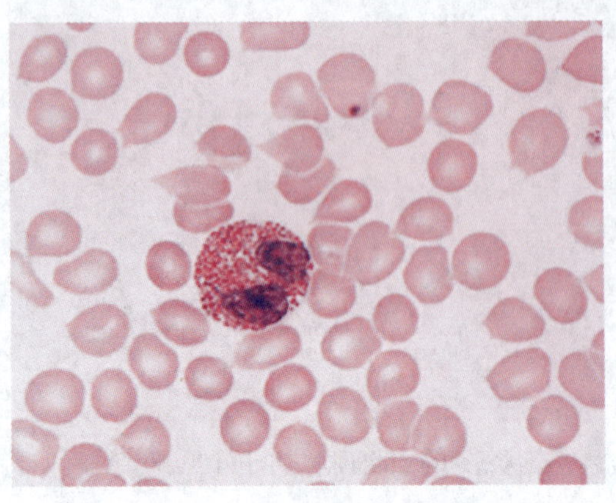

图 4-9　嗜酸性粒细胞(高倍)

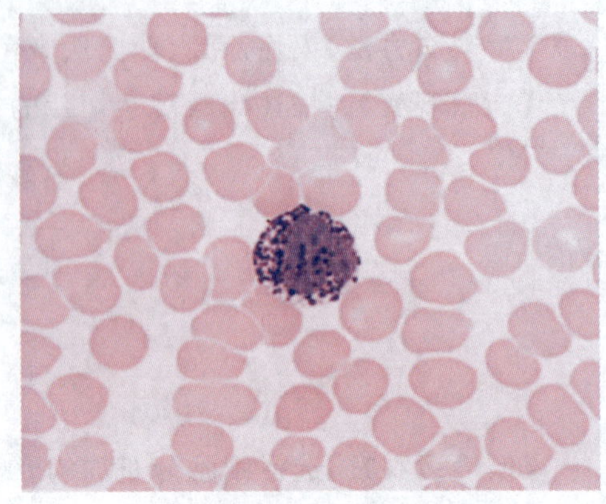

图 4-10　嗜碱性粒细胞(高倍)

④淋巴细胞　细胞数量较多，大小不等，多见小淋巴细胞(图 4-11)，其核圆形，一侧常有小凹痕，被染成深紫色，核占细胞的大部分；胞质很少，围绕胞核成一窄环，被染成天蓝色。中淋巴细胞核为椭圆形，胞质较多。

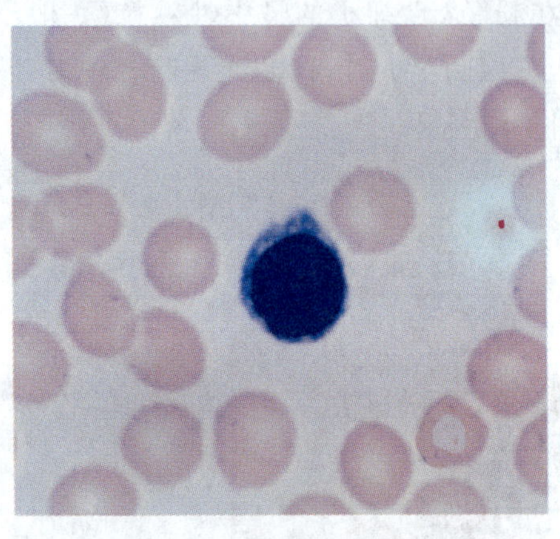

图 4-11　小淋巴细胞(高倍)

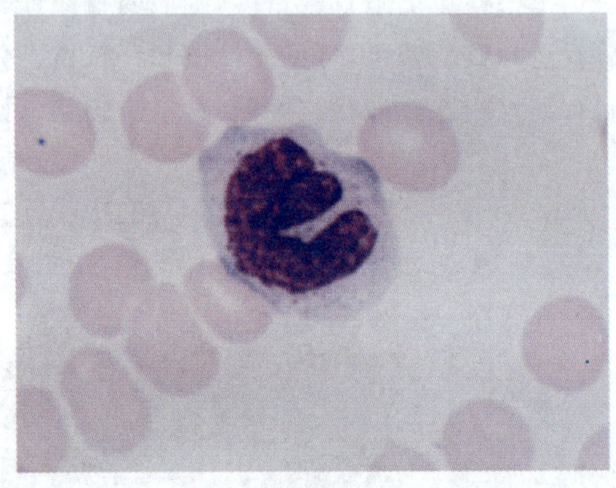

图 4-12　单核细胞(高倍)

⑤单核细胞　细胞最大，胞质丰富，被染成灰蓝色。核为不规则形、肾形或马蹄形，被染成浅紫色。如图 4-12 所示。

(3)血小板　细胞较小而形状不规则，多呈圆形或多角形，无细胞核，常聚集成群，分布于血细胞之间。血小板的胞浆染色浅，含有紫色的小颗粒。如图 4-13 所示。

二、示教标本

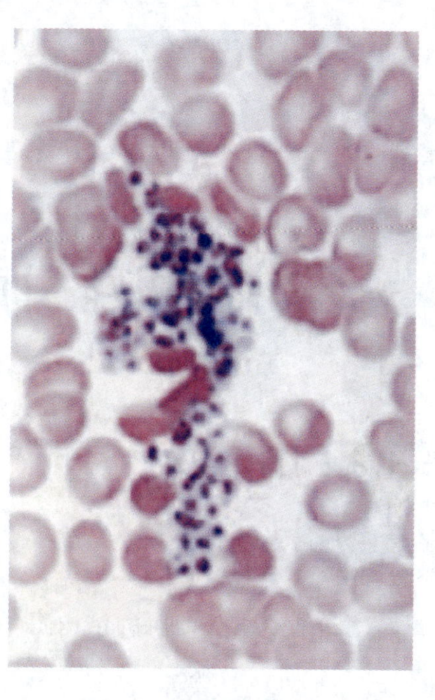

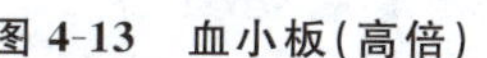
图 4-13　血小板(高倍)

示教 1　浆细胞

【材料与方法】乳腺组织，石蜡切片，HE染色。

【高倍镜观察】浆细胞呈圆形或卵圆形，胞核圆形，多偏于细胞一侧，染色质粗大密集，呈车轮状排列。在核的一端，有一色浅的透明区(高尔基区)。胞质嗜碱性强，染成蓝紫色。

示教 2　网状纤维

【材料与方法】动物淋巴结，镀银法染色。

【高倍镜观察】网状纤维是较细的黑色纤维，有分支，并交织成网，又名嗜银纤维，网状纤维构成了淋巴器官的微细支架。

示教 3　网织红细胞

【材料与方法】干净载玻片上滴上煌焦油蓝染料，待干燥后，在玻片上滴入一滴人血，与染料混合后推成血涂片。

【高倍镜观察】红细胞和网织红细胞均呈淡绿色，网织红细胞胞质内残存的少量核糖体被染成深蓝色的细网或颗粒。

三、绘图

(1) 绘高倍镜下疏松结缔组织铺片的结构图。

(2) 绘高倍镜下各种血细胞的结构图。

四、能力检测

(1)疏松结缔组织铺片内肥大细胞和巨噬细胞如何区分？

(2)低倍镜下可观察到哪几种骨板？

(3)如何辨认血涂片中的各种白细胞？

(邢安凤)

第五章
肌 组 织

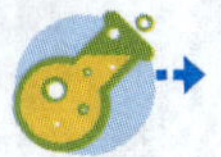

【技能目标】

(1)能辨认骨骼肌、心肌和平滑肌,并能说出骨骼肌与心肌结构的相同点和不同点。

(2)能绘出骨骼肌的结构图。

一、观察标本

1. 骨骼肌

【材料与方法】兔舌,石蜡切片,HE 染色。

【肉眼观察】请描述肉眼观察切片的结果。

【低倍镜观察】可见骨骼肌纤维纵横交错排列,有的被纵切,有的被横切。骨骼肌纤维之间有结缔组织。如图 5-1 所示。

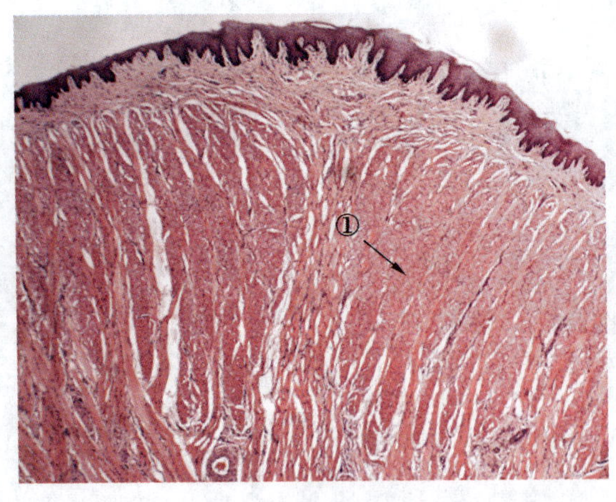

图 5-1　骨骼肌(低倍)

①骨骼肌

【高倍镜观察】观察骨骼肌纤维纵切面和横切面。

(1)纵切面　骨骼肌纤维呈长带状，其上有明暗相间的横纹。细胞核为卵圆形，有多个细胞核，位于骨骼肌纤维的边缘。如图 5-2 所示。

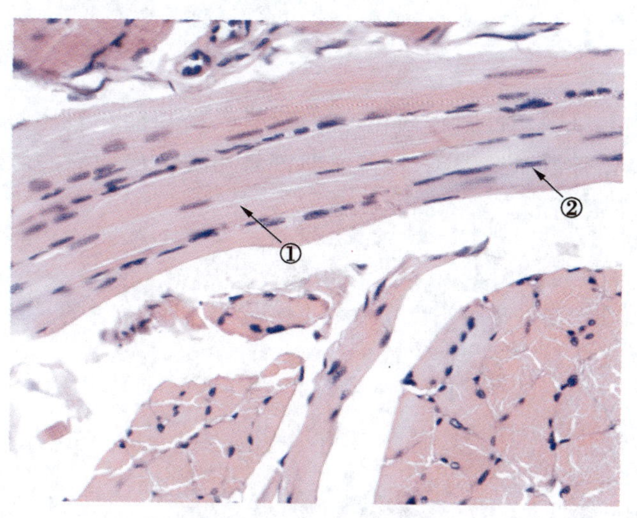

图 5-2　骨骼肌(高倍)

①骨骼肌纤维纵切面　②细胞核

(2)横切面　骨骼肌纤维呈圆形或椭圆形，可见点状的肌原纤维。细胞核为圆形，位于骨骼肌纤维的边缘，有时可切到多个细胞核。如图 5-3 所示。

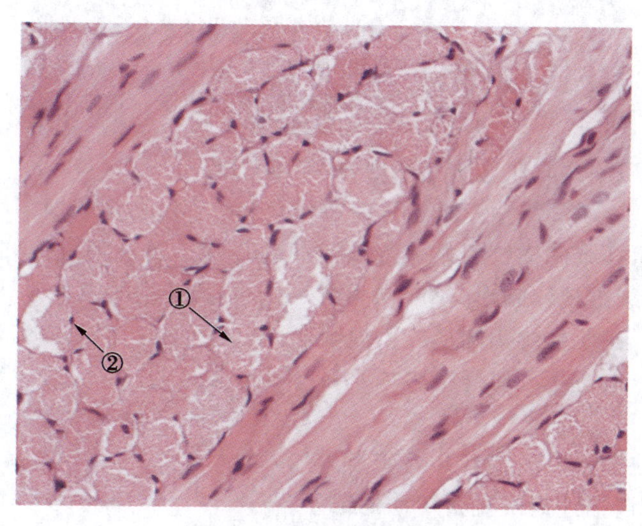

图 5-3　骨骼肌(高倍)

①骨骼肌纤维横切面　②细胞核

2. 心肌

【材料与方法】动物心脏，石蜡切片，HE 和铁苏木精染色。

【肉眼观察】请描述肉眼观察切片的结果。

【低倍镜观察】可见心肌(图 5-4)纤维的纵切面、横切面和斜切面。纵切面心肌纤维呈细长形,直径比骨骼肌纤维小,核位于肌纤维中央。横切面心肌纤维呈圆形。斜切面心肌纤维呈不规则形。

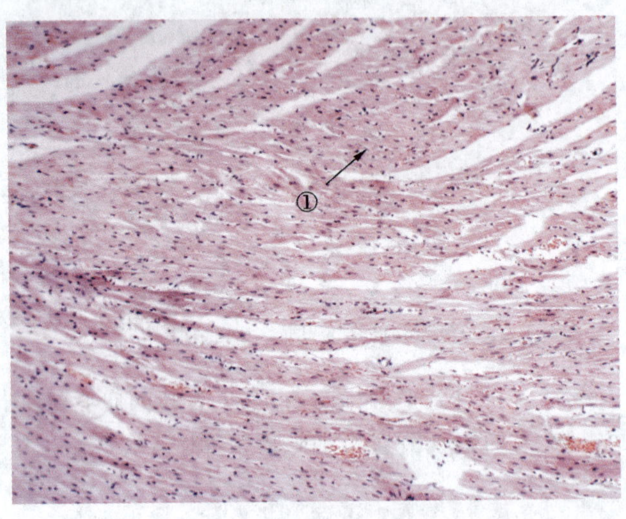

图 5-4　心肌(低倍,HE 染色)

①心肌纤维

【高倍镜观察】观察心肌纤维纵切面、横切面(图 5-5)。

(1)纵切面　心肌纤维呈短带状且有分支,分支互相吻合成网。心肌纤维上有横纹,但不如骨骼肌纤维的横纹明显。常见到横过心肌纤维被染成深红色的一条粗线,此结构即闰盘。细胞核卵圆形,一个或两个,位于心肌纤维的中央。

(2)横切面　心肌纤维为圆形或不规则形,未切经核的切面较多,切经核的切面上可见一圆形细胞核,位于心肌纤维中央。

3. 平滑肌

【材料与方法】小肠,石蜡切片,HE 染色。

【肉眼观察】请描述肉眼观察切片的结果。

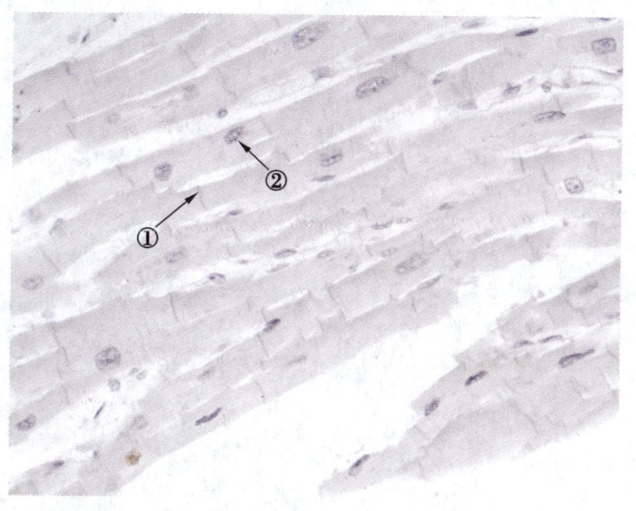

图 5-5　心肌纤维纵切面(高倍,铁苏木精染色)

①闰盘　②心肌纤维

【低倍镜观察】肠壁的平滑肌分两层,外层为平滑肌纵切面(图 5-6①),呈波浪状,内层为平滑肌横切面(图 5-6②),呈点状。

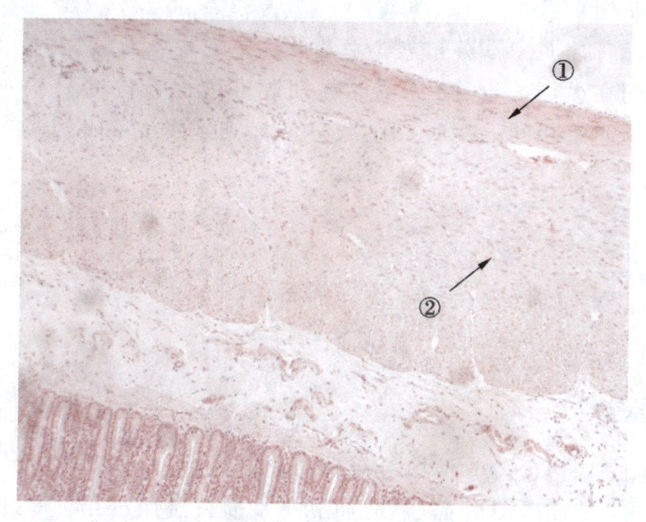

图 5-6　平滑肌(低倍)

①平滑肌纵切面　②平滑肌横切面

【高倍镜观察】观察平滑肌纵切面(图 5-7①)和横切面(图 5-7②)。

(1)纵切面　平滑肌纤维呈长梭形,中部较粗,两端尖细。细胞核为长椭圆形,染色较浅,位于细胞中央。

(2)横切面　平滑肌纤维横切面为圆形或不规则形,大小不等。切经细胞中部的切面较大,可见细胞核为圆形;切经细胞两端的切面较小,不能切到细胞核。

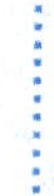

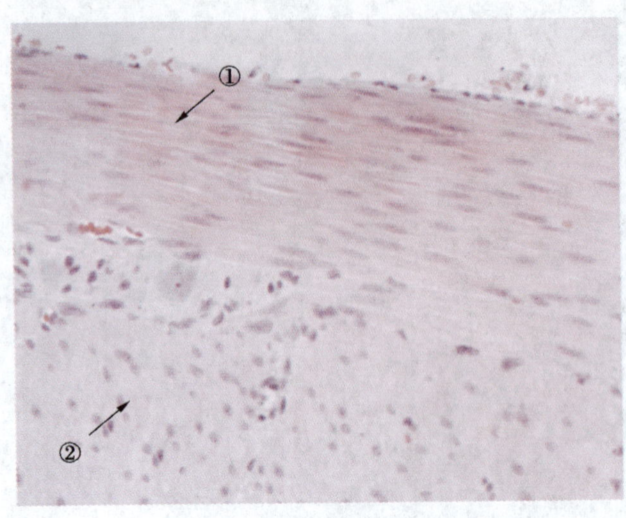

图 5-7　平滑肌(高倍)

①平滑肌纵切面　②平滑肌横切面

二、示教标本

示教　骨骼肌横纹

【材料与方法】骨骼肌　铁苏木素染色。

【高倍镜观察】在纵切面上，可见紧贴在肌膜的内面有许多呈长圆形的核纵向排列。肌纤维上可见明暗相间的横纹。在横切面上，肌纤维之间的少量结缔组织即为肌内膜，许多肌纤维聚集成肌束。

三、绘图

(1)绘高倍镜下骨骼肌纤维的纵、横切面图。

(2)绘高倍镜下心肌纤维的纵、横切面图。

四、能力检测

(1)在纵切面上如何区分骨骼肌纤维和心肌纤维？

(2)在横切面上如何区分骨骼肌、心肌和平滑肌三种肌纤维？

（王　毅）

第六章
神经组织

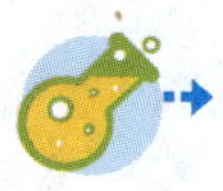

【技能目标】

(1)能辨认脊髓前角运动神经元、有髓神经纤维的结构。

(2)能绘出脊髓前角运动神经元的高倍镜结构图。

一、观察标本

1. 神经元

【材料与方法】脊髓横切,石蜡切片,HE 染色。

【肉眼观察】请描述肉眼观察切片的结果。

【低倍镜观察】先观察脊髓全貌,找到脊髓中央管,把灰质置视野中心,再找到灰质前角,可见有许多体积较大,呈多角形的细胞,为脊髓前角运动神经元(图 6-1)。

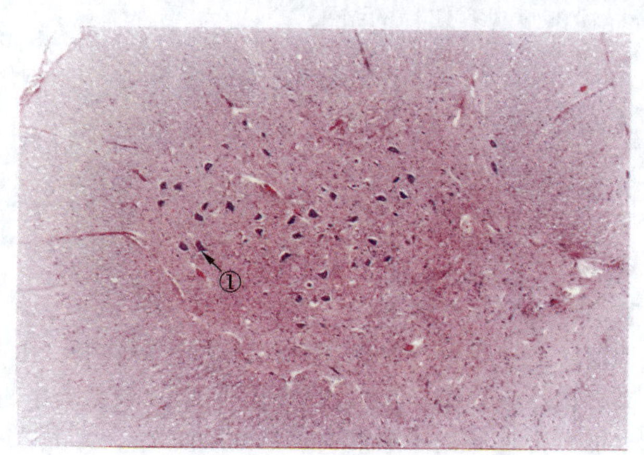

图 6-1 脊髓前角运动神经元(低倍)

①神经元

【高倍镜观察】选择一个大而突起多,胞核清晰的神经元在高倍镜下观察。脊髓前角神经元(图 6-2)呈星状,由胞体(核周体)和突起构成。

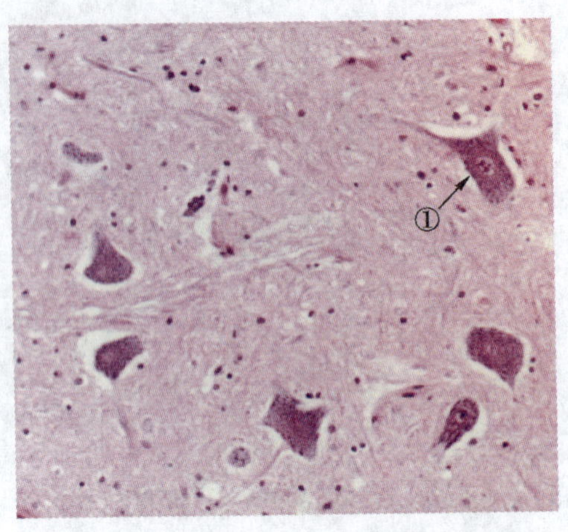

图 6-2 脊髓前角运动神经元(高倍)

①神经元

(1)胞体 体积大,形态不规则,为多角形,呈粉红色,中央有一个大而圆、着色很淡的细胞核,一般可见一个较大的核仁。胞质中分布着许多深蓝色、大小不等的块状物即尼氏体。

(2)突起 突起有树突和轴突两种,突起的数目与切面有关。如能见到突起时,大多是树突,其结构与胞体的胞质相同,可见尼氏体。轴突只有一个,因切面关系不易见到。轴突和轴丘内无尼氏体。

在神经元的周围还可见到许多被切断的神经纤维和一些神经胶质细胞的细胞核。主要是星形胶质细胞和小胶质细胞的核。

2. 神经纤维

【材料与方法】坐骨神经,石蜡切片,HE 染色。

【肉眼观察】请描述肉眼观察切片的结果。

【低倍镜观察】观察神经切面(图 6-3)。

(1)神经的纵切面 在神经束的表面,深染的结缔组织为神经束膜,在束膜内浅染的为神经束,神经束内的神经纤维呈长索状,平行排列,比较整齐。

(2)神经的横切面 可见神经纤维组成几个圆形的神经束,其大小不一,神经束外有结缔组织包裹,神经纤维切面多为圆形,排列紧密。

【高倍镜观察】观察神经纤维纵切面和横切面。

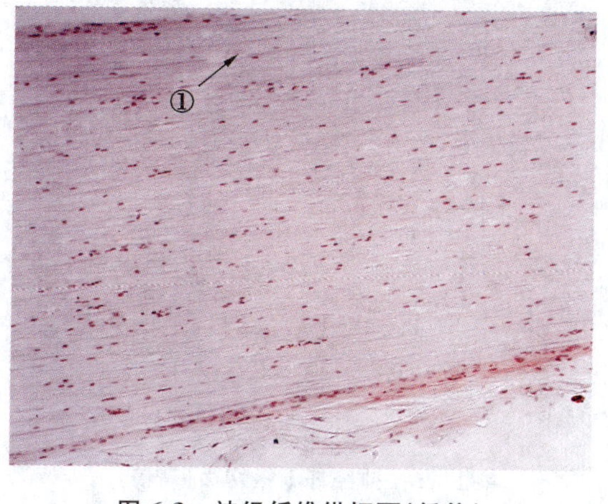

图 6-3　神经纤维纵切面(低倍)

①神经纤维

(1)纵切面　选择一条比较规则完整的神经纤维来观察(图 6-4)。

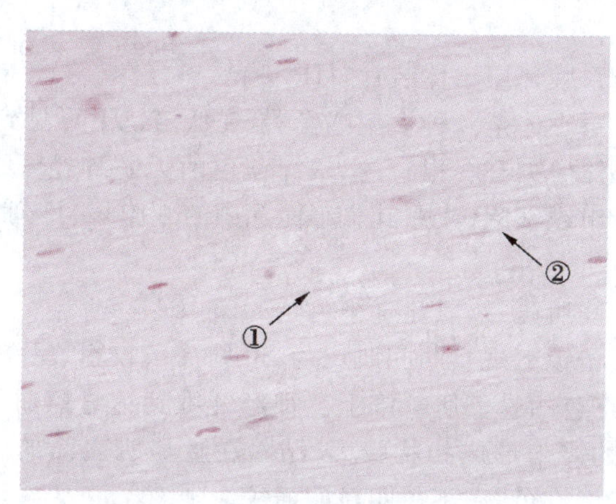

图 6-4　神经纤维纵切面(高倍)

①轴突　②郎飞结

轴突　位于神经纤维的中央，是一条染成紫蓝色的索状结构。有的轴突常有收缩、膨胀或溶解，故染色深浅不一。

髓鞘　位于轴突外，染色浅，呈细网状。

神经膜　髓鞘外方深红色的线状结构为神经膜。在神经膜和髓鞘之间可见椭圆形或长圆形的细胞核，染色浅，是施万细胞的胞核。

郎飞结　每隔一段距离(节间体)神经膜向内凹陷，髓鞘中断，形成一个郎飞结。

神经内膜　神经纤维间可见少量结缔组织，即神经内膜。

(2)横切面　神经纤维横切面(图 6-5)为圆形，中央紫红色的圆点为轴突，外周色浅并呈网状结构的为髓鞘，其外有神经膜包裹，有时可见到施万细胞的核，呈圆形，染色浅。

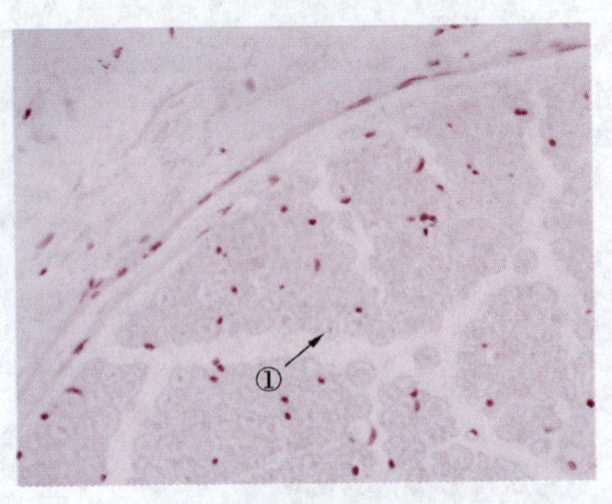

图 6-5　神经纤维横切面(高倍)

①神经纤维横切面

二、示教标本

示教 1　环层小体

【材料与方法】肠系膜环层小体装片，HE 染色。

【低倍镜观察】环层小体是一种大型感受器，在低倍镜下可见到一体积较大呈圆形或椭圆形的小体。小体中央有一根直的、呈深蓝色的无髓神经纤维终末部分，外包着十多层由扁平的结缔组织细胞(注意其扁小而深染的细胞核)排列成同心圆的被囊。

示教 2　运动终板

【材料与方法】肋间肌压片，氯化金染色。

【低倍镜观察】低倍镜下观察肋间肌压片，可见一条较粗、呈深黑色的运动神经纤维，分布在许多条淡红色的骨骼肌纤维上。神经纤维到达骨骼肌纤维前，分出一些爪状的分支，每一分支的终末形成扣状膨大，贴附在骨骼肌表面的凹槽内，即为运动终板。骨骼肌纤维染成淡红色，有不甚明显的横纹。

示教 3　神经原纤维

【材料与方法】脊髓横切，硝酸银染色。

【高倍镜观察】神经元胞体染成棕黄色，核不着色，核仁为棕黑色。神经原纤维为棕黑色细丝，在胞质内交错分布，并深入突起中。

三、绘图

绘高倍镜下脊髓前角运动神经元的结构图。

四、能力检测

(1)如何区分神经元的轴突和树突？

(2)如何辨认施万细胞的细胞核？

(王　毅)

第七章
循环系统

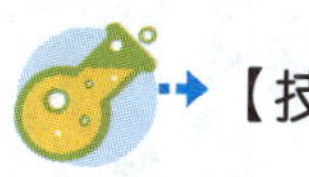

【技能目标】

(1)能够辨认中等动脉、中等静脉和心壁的组织结构。

(2)能绘出中等动脉的组织结构图。

一、观察标本

1. 中等动脉

【材料与方法】中等动脉、中等静脉横切切片,HE染色。

【肉眼观察】请描述肉眼观察切片的结果。

【低倍镜观察】中等动脉(图7-1)管腔圆,腔面较整齐,管壁较厚。从管腔面开始逐层向外观察,其管壁可见明显的三层膜即内膜、中膜和外膜。

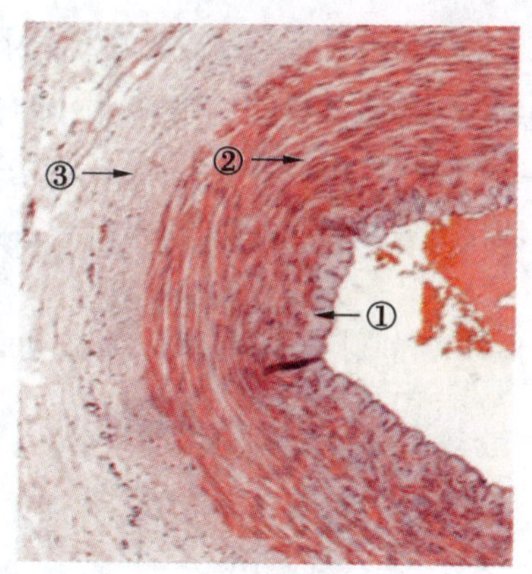

图7-1　中等动脉(低倍)

①内膜　②中膜　③外膜

（1）内膜　位于管壁的最内层，此层最薄。表面为内皮，内皮细胞轮廓不清晰，但可清楚地看到其内表面附有紫蓝色的内皮细胞核，内皮下层较薄。内弹性膜明显，为一层淡红色、折光性强、呈波浪状的薄膜，与中膜分界明显。

（2）中膜　厚，主要由环行排列的多层平滑肌纤维组成。

（3）外膜　也较厚，由结缔组织构成，与周围的疏松结缔组织没有明显界限。部分中等动脉的中膜与外膜交界处有外弹性膜。

【高倍镜观察】观察中等动脉（图7-2）内膜、中膜和外膜。

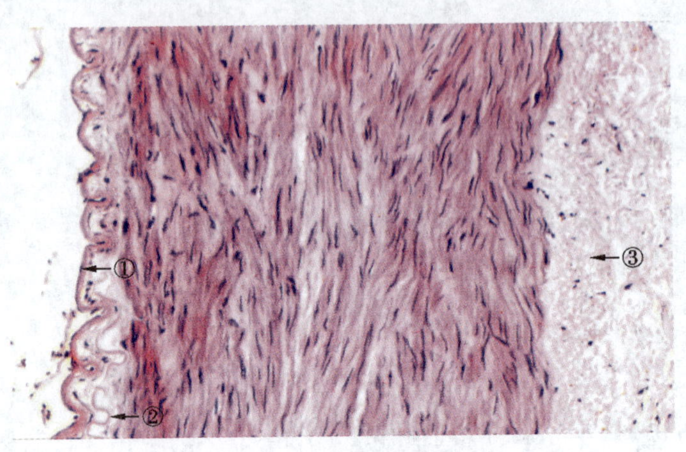

图7-2　中等动脉（高倍）

①内皮　②内弹性膜　③外弹性膜

（1）内膜　内膜包括内皮和内皮下层。

①内皮　由单层扁平上皮构成，核扁圆形，向腔面突出，细胞质连成线，无明显界限。

②内皮下层　为含少量纤维的结缔组织。深面有一层内弹性膜，呈波浪状薄膜，折光性强，均匀，染成亮红色或深红色。内弹性膜是内膜与中膜的分界线，也是鉴别动脉、静脉的特征之一。

（2）中膜　平滑肌纤维界限不清，量多，排列紧密，平滑肌细胞核随肌纤维的收缩呈扭曲的螺旋形。可根据细胞核的特点辨认。其间有少量胶原纤维和弹性纤维。

（3）外膜　外膜中的外弹性膜厚，由密集的弹性纤维构成，切片中呈多层点状或短线状，与中膜分界。外弹性膜之外为结缔组织，其内有营养小血管和神经。

2. 中等静脉

【材料与方法】中等动脉、中等静脉横切切片，HE染色。

【肉眼观察】请描述肉眼观察切片的结果。

【低倍镜观察】中等静脉(图 7-3)管壁也分三层,但不如中等动脉清楚,内弹性膜不明显或无,中膜的平滑肌层较薄,排列疏松,无外弹性膜。外膜由结缔组织组成,较中膜厚。

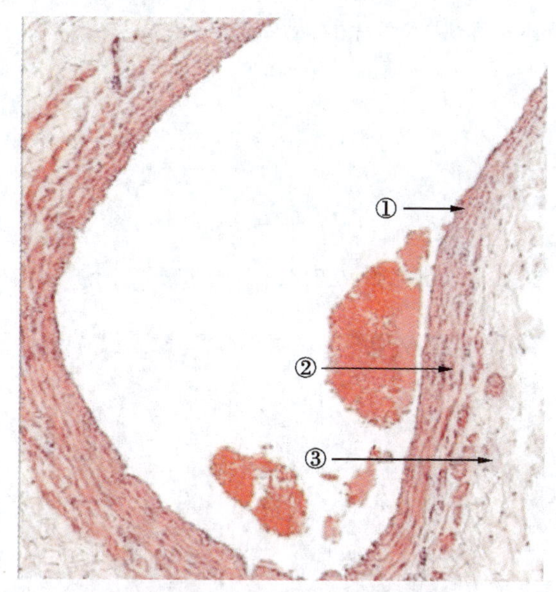

图 7-3　中等静脉(低倍)

①内膜　②中膜　③外膜

【高倍镜观察】观察中等静脉(图 7-4)内膜、中膜和外膜。

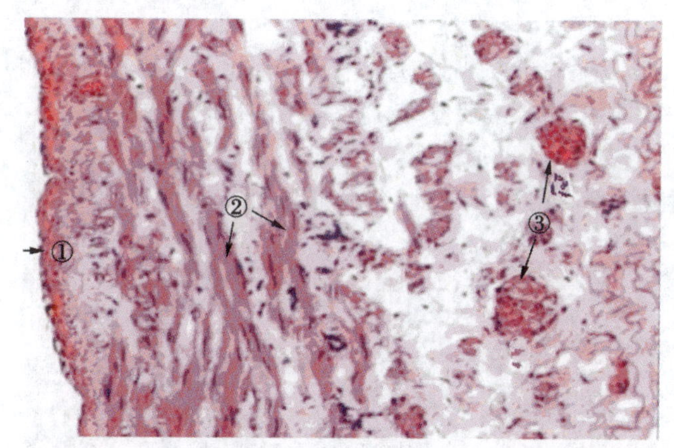

图 7-4　中等静脉(高倍)

①内膜　②中膜的环行平滑肌　③外膜中的纵行平滑肌

(1)内膜　内皮细胞与动脉相同,内皮下层少,无内弹性膜。

(2)中膜　平滑肌也有多层,但较中等动脉少,且排列较松散,其中大部分为环行,平滑肌细胞间结缔组织较多。

(3)外膜　由结缔组织构成,较动脉的外膜厚,其内营养小血管清晰可见,有时可见散在的纵行平滑肌束。

3. 心壁

【材料与方法】心壁切片，HE 染色。

【肉眼观察】请描述肉眼观察切片的结果。

【低倍镜观察】观察心壁（图 7-5）心内膜、心肌膜和心外膜。

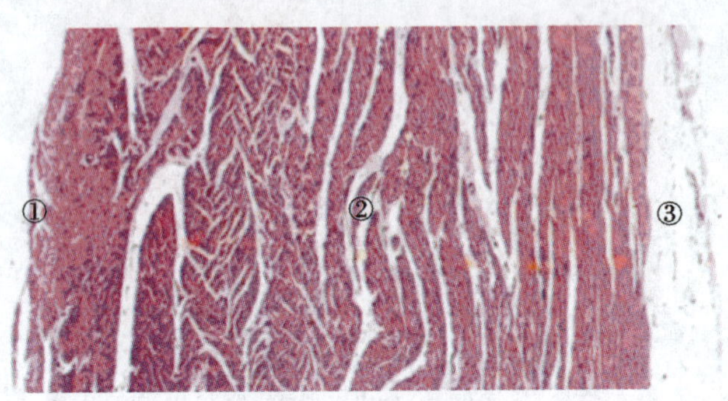

图 7-5　心壁（低倍）

①心内膜　②心肌膜　③心外膜

（1）心内膜　位于腔面，较薄。

（2）心肌膜　是心壁的主要成分，厚，染色深，由大量心肌纤维组成。因排列方向不同，故有横切、纵切、斜切。心肌纤维之间结缔组织较多。

（3）心外膜　为浆膜，在心肌膜外，染色较浅。

【高倍镜观察】观察心内膜、心肌膜和心外膜（图 7-6）。

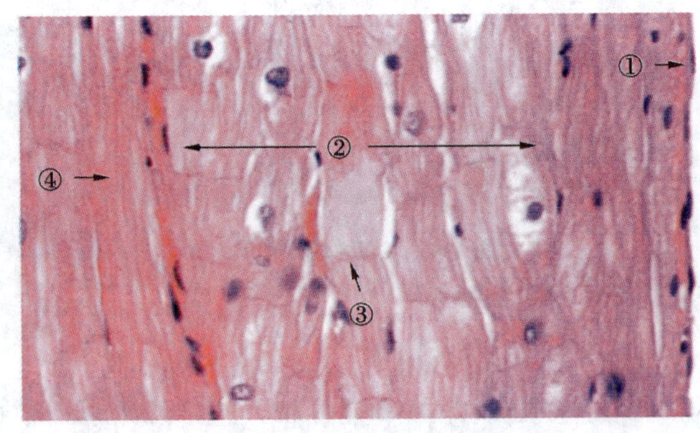

图 7-6　心内膜、心肌膜（高倍）

①内皮　②浦肯野纤维　③闰盘　④心肌

(1)心内膜　由内皮、内皮下层和心内膜下层组成。

①内皮　位于腔面，细胞核扁圆，细胞质相互连成线，界限不清。

②内皮下层　为薄层结缔组织。

③心内膜下层　在心室的心内膜下层中可见浦肯野纤维。浦肯野纤维比心肌细胞粗大，胞质染色较心肌纤维浅，核较大而圆，核周肌浆多，呈空泡状。

(2)心肌膜　心肌纤维纵切面为短柱状，有分支和不明显的横纹，核椭圆染色浅，位于肌纤维中央。心肌纤维横切面为圆形或不规则形，核位于细胞中央。心肌纤维间有毛细血管和少量结缔组织。

(3)心外膜　由结缔组织和间皮构成，结缔组织中可见脂肪细胞、血管和神经。间皮覆于外表面，有的在切片制作过程中脱落而看不到。

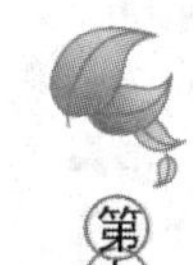

二、示教标本

示教　大动脉

【材料与方法】大动脉切片，HE 染色，示弹性纤维。

【高倍镜观察】内膜层最薄，近腔面可见相互连续的内皮细胞，内皮下层染色浅。中膜层最厚，由几十层红色发亮的弹性膜及其间的环行平滑肌和少量胶原纤维、弹性纤维组成。内弹性膜和中膜的弹性膜相连，故内膜与中膜分界不清，外膜较薄，可见营养血管和神经纤维束等。

三、绘图

绘出高倍镜下中等动脉的结构图。

四、能力检测

(1)如何区分中等动脉和中等静脉？

(2)如何区分中等动脉和大动脉？

(3)如何区分心内膜和心外膜？

(4)如何鉴别蒲肯野细胞和心肌细胞？

(郑建国)

第八章
免疫系统

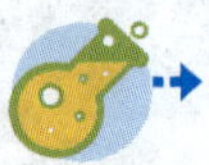

【技能目标】

(1)能辨认淋巴结的组织结构。

(2)能辨认脾的组织结构。

(3)能绘出淋巴结的组织结构图。

一、观察标本

1. 淋巴结

【材料与方法】淋巴结切片,HE 染色。

【肉眼观察】请描述肉眼观察切片的结果。

【低倍镜观察】淋巴结(图8-1)周边有薄层结缔组织被膜,被膜伸入实质内形成小梁,实质的外周部分着色较深,为皮质。深部染色较浅,为髓质。

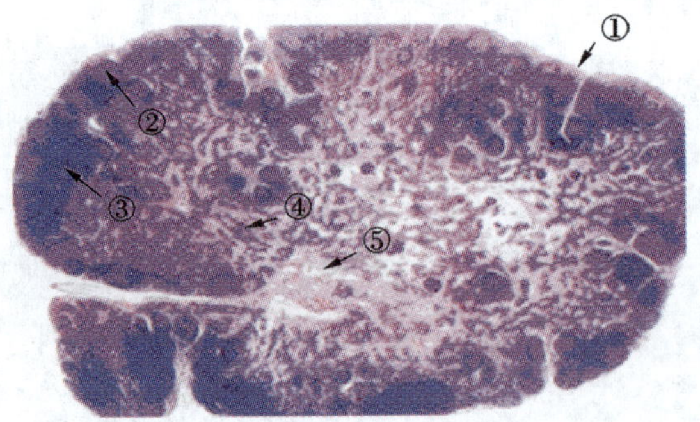

图 8-1　淋巴结(低倍)

①被膜　②浅层皮质　③副皮质区　④髓索　⑤髓窦

(1)皮质　由浅层皮质、副皮质区及皮质淋巴窦构成。

①浅层皮质　包括淋巴小结和小结间的弥散淋巴组织。淋巴小结呈圆形或卵圆形，其大小不一，数量不定，周围淋巴细胞排列密集，染色深，中心部位着色较浅为生发中心。

②副皮质区　位于皮、髓质交接处，为大片弥散淋巴组织。

③皮质淋巴窦　包括被膜下淋巴窦和小梁周窦，分别位于被膜下和小梁与浅层皮质之间的染色浅区域，是淋巴液流经的通道。

(2)髓质　由髓索及髓窦组成。

①髓索是索状的淋巴组织，相互交织成网。

②髓窦的结构与皮质淋巴窦相同。

【高倍镜观察】观察淋巴结皮质和髓质。

(1)皮质　淋巴结皮质(图 8-2)重点观察淋巴小结、副皮质区。

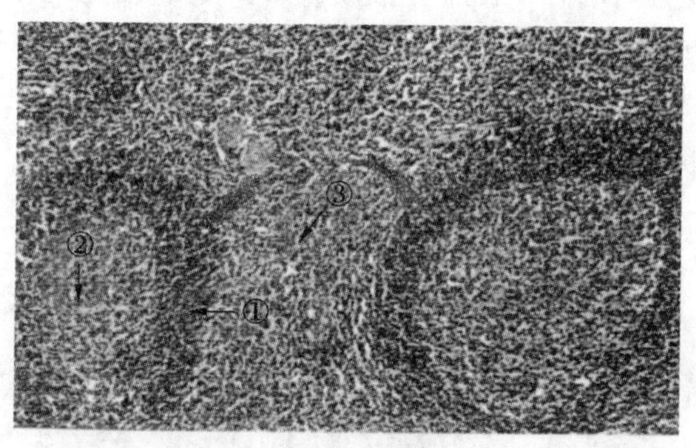

图 8-2　淋巴结皮质(高倍)

①淋巴小结　②生发中心　③弥散淋巴组织

①淋巴小结周围淋巴细胞体积小，排列紧密，染色深；中心细胞体积稍大，排列疏松，染色浅。

②副皮质区为弥散性淋巴组织，内有毛细血管后微静脉，内皮细胞为立方形。

③皮质淋巴窦窦壁由薄的内皮细胞构成，窦腔内有少量淋巴细胞和多突起星形网状细胞，并可见散在的、胞体较大呈卵圆形的巨噬细胞，其胞质嗜酸性。

(2)髓质　淋巴结髓质(图 8-3)包括髓索和髓窦。

①髓索由密集的淋巴组织构成，其间可见少量的浆细胞和巨噬细胞。

②髓窦是髓索与髓索之间及髓索与小梁之间的空隙，其结构与皮质淋巴窦相同。

2. 脾脏

【材料与方法】脾脏切片，HE 染色。

【肉眼观察】请描述肉眼观察切片的结果。

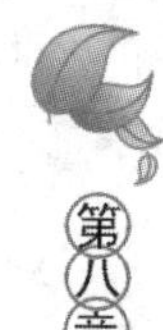

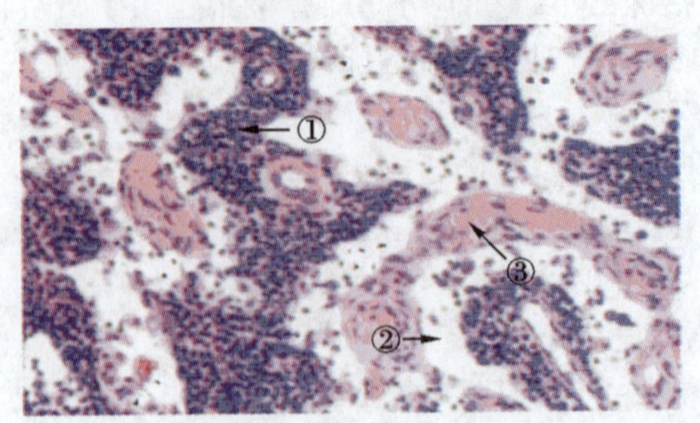

图 8-3　淋巴结髓质(高倍)

①髓索　②髓窦　③小梁

【低倍镜观察】脾脏(图 8-4)表面为被膜,较厚,其表面有间皮。被膜伸入脾实质构成小梁,被膜和小梁含有散在的平滑肌。脾实质分白髓、红髓和边缘区。

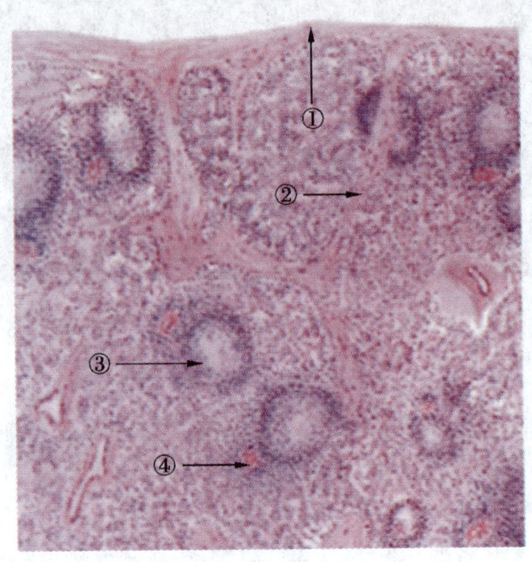

图 8-4　脾脏(低倍)

①被膜　②小梁　③白髓　④中央动脉

(1)白髓　为密集的淋巴组织,着紫蓝色,它包括脾小结和动脉周围淋巴鞘两部分。

①脾小结即淋巴小结,为密集成团的淋巴组织,结构与淋巴结的淋巴小结相似。在小结的一侧常有一个或几个小动脉的断面,是中央动脉及其分支。

②动脉周围淋巴鞘为紧贴中央动脉周围的弥散淋巴组织。

(2)红髓　位于被膜下、小梁周围及白髓之间,包括脾索和脾血窦。脾索相互连接成网,与脾血窦相间排列。当脾血窦内充满血液时,脾血窦与脾索之间的界限不易区分。

(3)边缘区　位于白髓与红髓交界处,该区的淋巴细胞较白髓稀疏,较红髓密集。

【高倍镜观察】观察脾脏白髓和红髓。

(1)白髓　动脉周围淋巴鞘是中央动脉周围的淋巴组织,鞘内主要含 T 淋巴细胞，故称胸腺依赖区；淋巴小结呈球形。以上两种结构的淋巴细胞均排列紧密，染色深。

（2）红髓（图 8-5） 呈弥漫性分布，染色较红。脾索由富含血细胞的索状淋巴组织构成。脾血窦形态不规则，窦壁由长杆状的内皮细胞纵向平行排列而成。在脾血窦的横切面上可见圆形或半圆形的内皮细胞核突向窦腔。

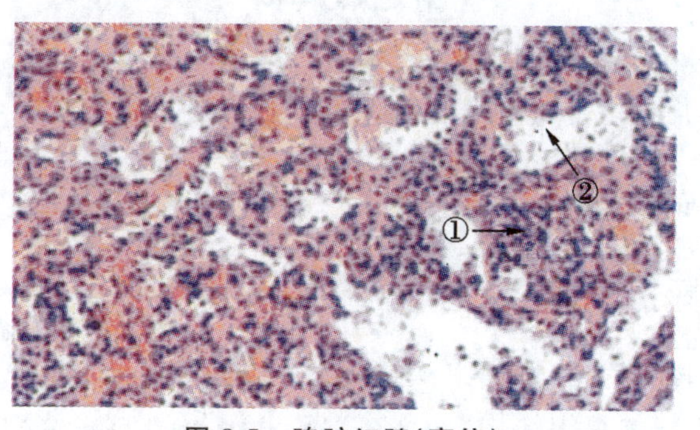

图 8-5 脾脏红髓（高倍）

①脾索 ②脾血窦

二、示教标本

示教 胸腺

【低倍镜观察】小儿与青少年胸腺较发达。胸腺表面覆以被膜，被膜深入实质将其分隔成大小不等的、不完全分隔的胸腺小叶，小叶周围部位染色深的为皮质，中心部位染色浅的为髓质。相邻小叶的髓质相连。

【高倍镜观察】选取某个小叶，分别观察皮质和髓质。

（1）皮质 由大量的胸腺细胞即 T 淋巴细胞的前身细胞和少量胸腺上皮细胞组成。胸腺细胞体积小，核圆，染色深；胸腺上皮细胞核较大，染色浅，细胞轮廓不清。

（2）髓质 胸腺细胞数量少，排列稀疏；胸腺上皮细胞较多，细胞轮廓清晰，有突起，呈星形。髓质内有由上皮细胞呈同心圆排列而成的胸腺小体，其中心细胞逐渐退化，细胞核消失，胞质含许多角蛋白，呈嗜酸性，染红色。

三、绘图

（1）绘出淋巴结低倍镜下结构图。

（2）绘出脾脏白髓高倍镜下结构图。

四、能力检测

（1）如何区分淋巴结的皮质和髓质？

（2）如何区分脾脏的白髓、红髓？

（3）在镜下如何区分淋巴结与脾脏？

（郑建国）

第九章
内分泌系统

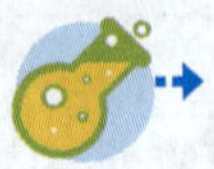

【技能目标】

(1)能区分垂体各部并分辨其组织结构。

(2)能辨认甲状腺的组织结构。

(3)能辨认肾上腺的组织结构。

(4)能绘出肾上腺皮质和甲状腺的组织结构图。

一、观察标本

1. 垂体

【材料与方法】脑垂体切片,HE 染色。

【肉眼观察】请描述肉眼观察切片的结果。

【低倍镜观察】脑垂体(图 9-1)表面有一层被膜,其实质染色深的一侧为远侧部,另一侧染色较浅的为神经部,两者相邻的狭长区域为中间部。

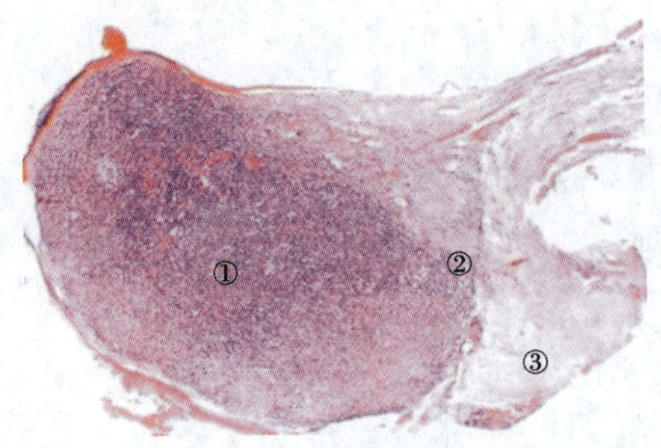

图 9-1 脑垂体(低倍)

①远侧部 ②中间部 ③神经部

【高倍镜观察】观察脑垂体远侧部、中间部和神经部。

(1)远侧部　脑垂体远侧部(图9-2)腺细胞排列成团索状，团索间有丰富的血窦，在HE染色的切片中可区分出如下三类细胞。

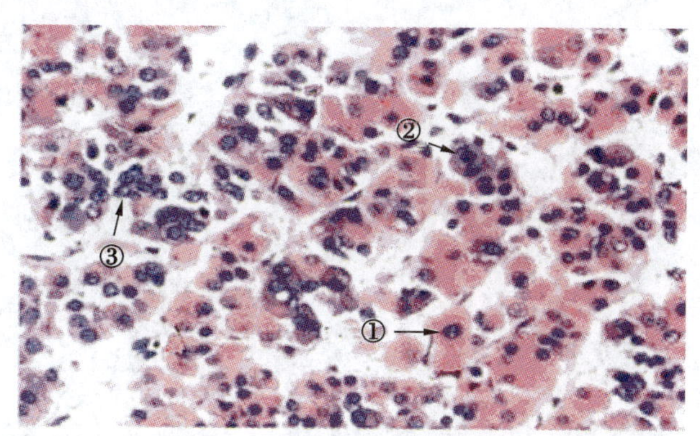

图9-2　脑垂体远侧部(高倍)

①嗜酸性细胞　②嗜碱性细胞　③嫌色细胞

①嗜酸性细胞数量较多，呈圆形或多边形，核大，常偏于一侧，胞质内含许多粗大的嗜酸性颗粒，故胞质呈红色。

②嗜碱性细胞呈椭圆或多边形，大小不等，胞质内含嗜碱性颗粒，故胞质呈紫蓝色。

③嫌色细胞数量最多，胞体较小，胞质着色浅，所以光镜下细胞轮廓不清楚。

(2)中间部　脑垂体中间部(图9-3)位于远侧部和神经部之间狭窄区域，其内有大小不等的滤泡，滤泡由较小的单层立方细胞围成，腔内有胶质。滤泡周围有一些散在的嫌色细胞和嗜碱性细胞。

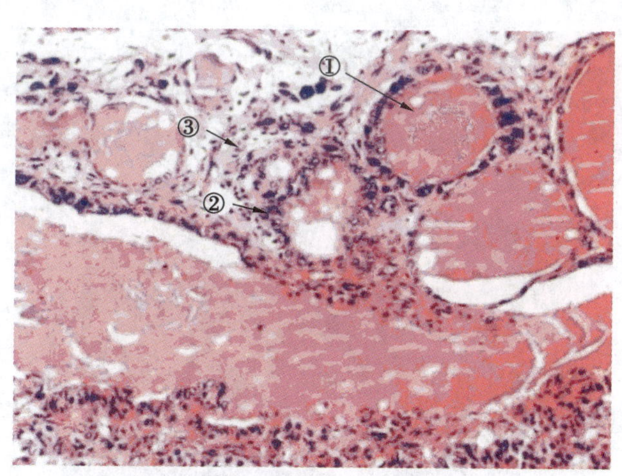

图9-3　脑垂体中间部(高倍)

①滤泡　②嗜碱性细胞　③嫌色细胞

(3)神经部　脑垂体神经部(图 9-4)染色较浅，主要由无髓神经纤维和神经胶质细胞(又称垂体细胞)组成。神经纤维间有丰富的毛细血管和少量的结缔组织，光镜下神经部还可见散在的大小不等的嗜酸性团块，即赫令体，是轴突内大量分泌颗粒聚集而成的结构。

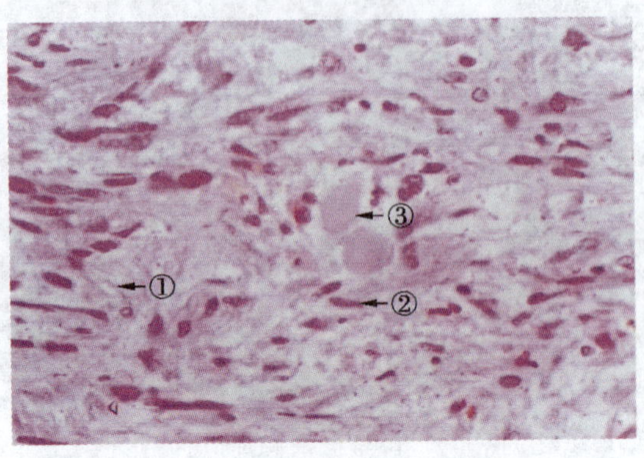

图 9-4　脑垂体神经部(高倍)

①神经纤维　②垂体细胞　③赫令体

2. 甲状腺

【材料与方法】甲状腺切片，HE 染色。

【肉眼观察】请描述肉眼观察切片的结果。

【低倍镜观察】甲状腺(图 9-5)外包有被膜，结缔组织随血管伸入腺实质，将甲状腺分成许多不明显的小叶，小叶内可见许多大小不等、圆形或椭圆形的滤泡切面，滤泡腔内有染成红色的胶质，滤泡间有丰富的毛细血管和少量结缔组织。

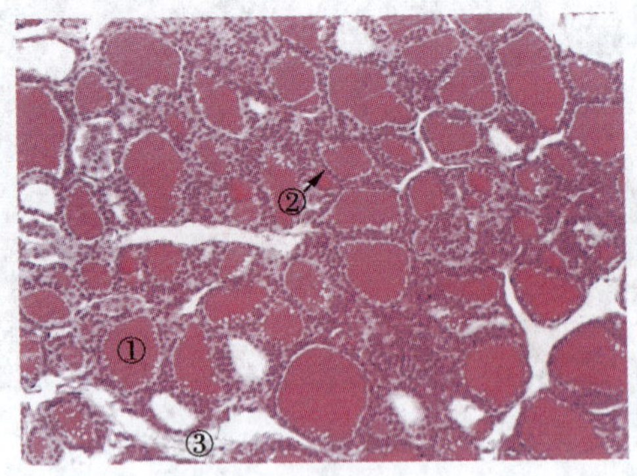

图 9-5　甲状腺(低倍)

①滤泡　②滤泡壁　③滤泡间结缔组织

【高倍镜观察】高倍镜下甲状腺(图 9-6)滤泡壁由单层上皮构成,其中大部分为滤泡上皮细胞。细胞的形态因腺体的功能状态而变化,功能活跃时,细胞呈低柱状或立方形,细胞核呈圆形,位于细胞中央,细胞界限不清;功能低下时,细胞变扁。在滤泡之间的结缔组织内和滤泡上皮细胞之间,可见滤泡旁细胞,数量较少,体积较大,呈椭圆形或多边形,细胞质染色较淡。

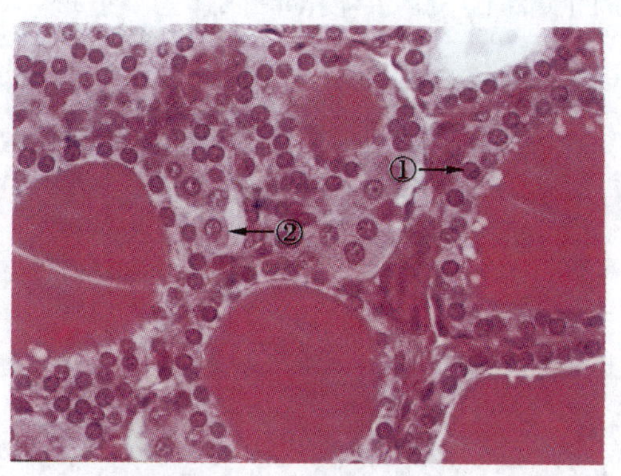

图 9-6　甲状腺(高倍)

①滤泡上皮细胞　②滤泡旁细胞

3. 肾上腺

【材料与方法】肾上腺切片,HE 染色。

【肉眼观察】请描述肉眼观察切片的结果。

【低倍镜观察】低倍镜下肾上腺(图 9-7)表面为结缔组织构成的被膜,被染成了红色。被膜的深面为皮质,由浅入深依次为球状带、束状带和网状带。皮质的深面为髓质,有较多的血管。

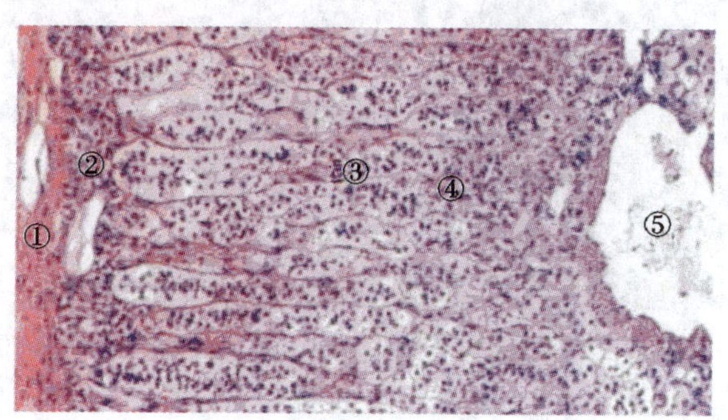

图 9-7　肾上腺(低倍)

①被膜　②球状带　③束状带　④网状带　⑤髓质静脉

【高倍镜观察】高倍镜下肾上腺皮质(图 9-8)和髓质(图 9-9)特征如下。

①球状带位于皮质浅层,较薄。细胞呈低柱状或多边形,排列成球状细胞团,细胞团之间有血窦。

②束状带位于球状带的深面,较厚,占皮质的大部分。细胞呈多边形,体积较大。细胞质呈海绵状(细胞质内的脂滴在制片过程中已被溶解),染色较浅,细胞排列成索。

③网状带位于皮质的最深层。此带较薄,细胞呈多边形,大小不等,排列成索,相互连接成网。

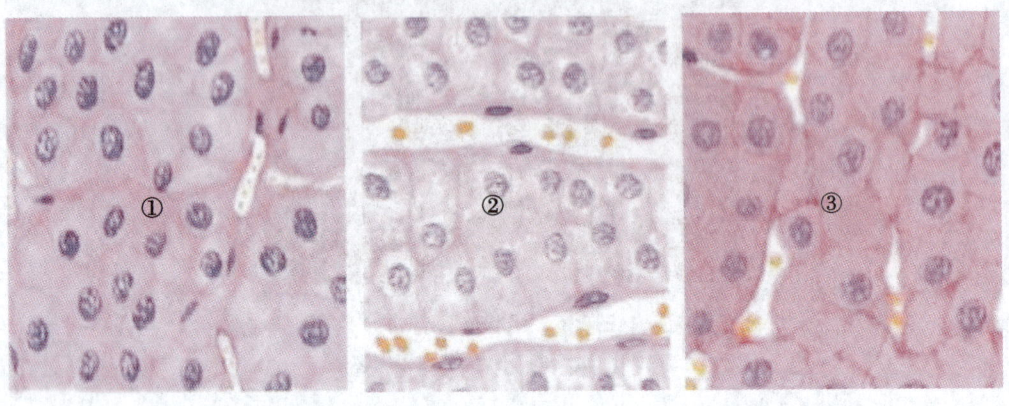

图 9-8 肾上腺皮质(高倍)

①肾上腺皮质球状带 ②肾上腺皮质束状带 ③肾上腺皮质网状带

④肾上腺髓质位于网状带的深面,染成紫蓝色,主要由髓质细胞构成。髓质细胞较大,呈多边形,细胞核圆形。细胞排列成团索状,团索之间有窦状毛细血管。髓质内还有散在交感神经节细胞,胞体较大,胞质染成紫红色,胞核圆,染色浅,核仁明显。

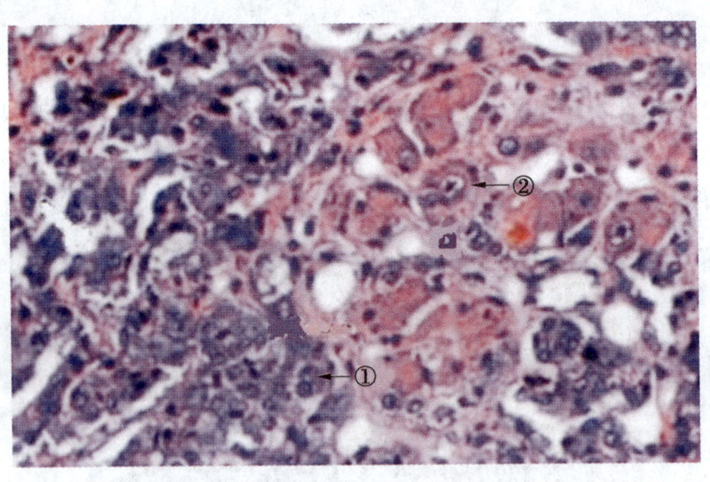

图 9-9 肾上腺髓质(高倍)

①髓质细胞 ②交感神经节细胞

二、示教标本

示教　甲状腺滤泡旁细胞

【高倍镜观察】在甲状腺滤泡之间的结缔组织内和滤泡上皮细胞之间，可见滤泡旁细胞，细胞数量较少，体积较大，呈椭圆形或多边形，细胞质染色较淡，故又称亮细胞。

三、绘图

(1)绘出脑垂体远侧部高倍镜下结构图。

(2)绘出肾上腺皮质高倍镜下结构图。

(3)绘出甲状腺高倍镜下结构图。

四、能力检测

(1)如何区分脑垂体远侧部三种细胞？

(2)如何区分肾上腺皮质三个带的细胞？

(3)如何区分甲状腺滤泡上皮细胞与滤泡旁细胞？

(郑建国)

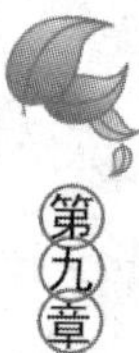

第十章
眼　和　耳

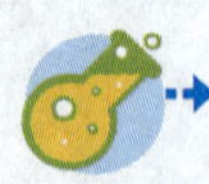

【技能目标】

(1)能绘出视网膜的组织结构。

(2)能辨认眼球壁的结构和内耳的膜迷路。

一、观察标本

1. 眼球

【材料与方法】平行于眼轴的经瞳孔眼球切片,HE 染色。

【肉眼观察】肉眼观察眼球(图 10-1)。

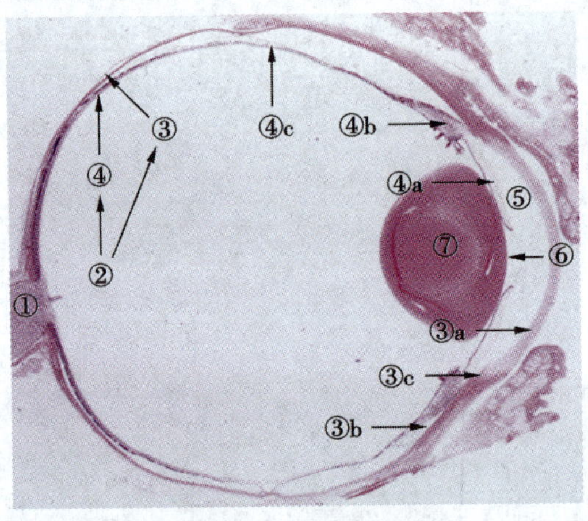

图 10-1　眼球(肉眼)

①视神经　②眼球壁　③纤维膜　③a 角膜　③b 巩膜　③c 角膜缘　④血管膜和视网膜　④a 虹膜　④b 睫状体　④c 脉络膜和视网膜视部　⑤前房　⑥瞳孔　⑦晶状体

请描述肉眼观察切片的结果。

【显微镜观察】低倍镜与高倍镜结合观察眼球前部和眼球后部。

(1)眼球前部　包括角膜、角膜缘、虹膜、睫状体和晶状体。

①角膜(图 10-2):不含血管和色素,从前向后依次观察角膜上皮、前界层、角膜基质、后界层和角膜内皮。

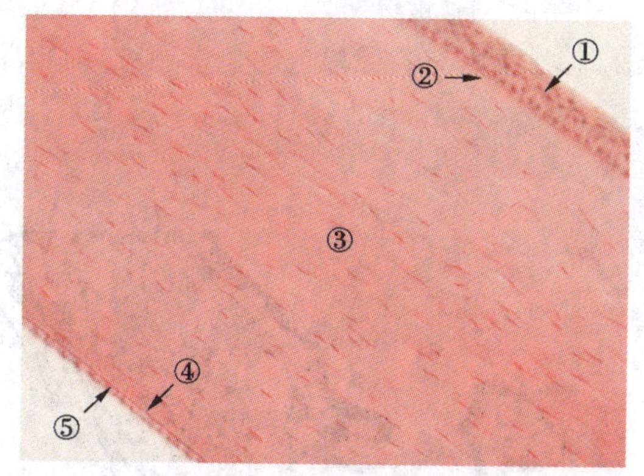

图 10-2　角膜(高倍)

①角膜上皮　②前界层　③角膜基质　④后界层　⑤角膜内皮

角膜上皮为未角化的复层扁平上皮,与常见的复层扁平上皮不同,此处上皮细胞只有 5～6 层,且上皮的基底面平整。

前界层为一染成粉红色的均质薄膜。

角膜基质最厚,由大量与表面平行的胶原板层构成,层间可见扁平的成纤维细胞的细胞核。

后界层为一层比前界层更薄的染成粉红色的均质薄膜。

角膜内皮为单层扁平上皮。

②角膜缘:角膜与巩膜交界的移行处,此处观察巩膜静脉窦和小梁网。

巩膜静脉窦位于角膜缘内侧,窦腔较大,腔面衬有内皮。

小梁网位于巩膜静脉窦内侧,前房角外侧,伸出的小梁相互交错呈网格状。

③虹膜(图 10-3):从前向后依次观察前缘层、虹膜基质、虹膜上皮。

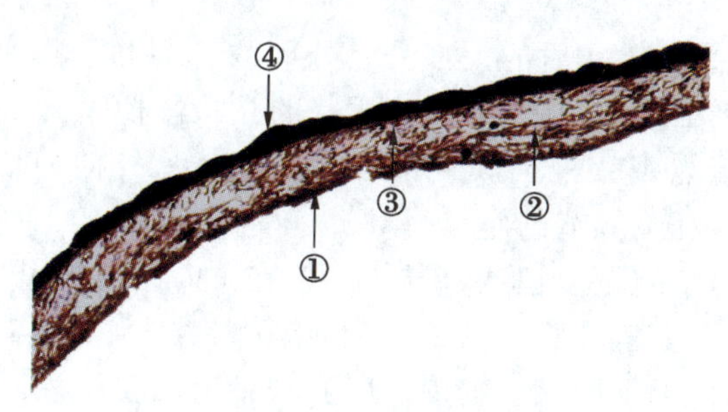

图 10-3　虹膜(低倍)

①前缘层　②虹膜基质　③瞳孔开大肌　④虹膜上皮后层

前缘层不连续,由成纤维细胞和色素细胞构成。色素细胞排列较密,使得前缘层呈棕黑色的断续的粗线。

虹膜基质较厚，为疏松结缔组织，色素细胞散在分布。

虹膜上皮(视网膜虹膜部)分前层和后层。前层为色素上皮细胞特化而成的肌上皮细胞，被染成粉红色，有瞳孔括约肌(近瞳孔缘处呈环形排列的平滑肌，被横切)和瞳孔开大肌(括约肌外侧呈放射状排列的平滑肌，被纵切，肌纤维间界限不清，彼此连成细带状)。

后层为色素上皮细胞，胞质内充满棕黑色的色素颗粒，细胞界限不清。

④睫状体(图 10-4)：内表面因伸出的睫状突而呈波浪状。从外向内依次观察睫状肌、基质和睫状体上皮。

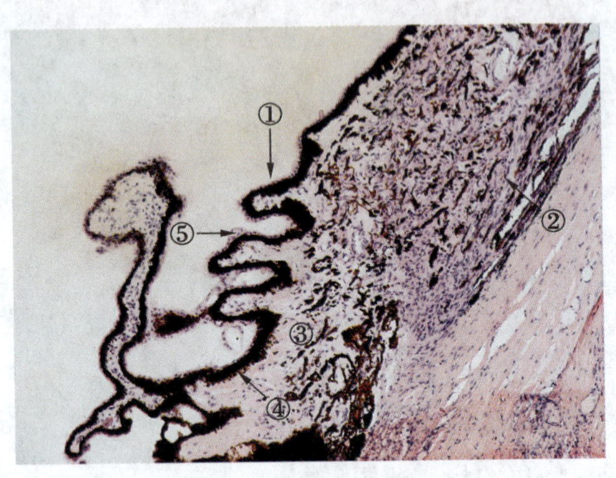

图 10-4　睫状体(低倍)

①睫状突　②睫状肌　③基质　④睫状体上皮外层　⑤睫状体上皮内层

睫状肌由排列方向不同的平滑肌组成。

基质为疏松结缔组织。

睫状体上皮(视网膜睫状体部)外层为棕黑色的色素上皮细胞；内层为立方形的非色素上皮细胞，染色浅。

⑤晶状体：晶状体囊为晶状体表面染成浅粉红色的均质薄膜。

晶状体上皮分布于晶状体前表面，囊的内侧，为单层立方上皮，在赤道部渐变为长柱状的晶状体纤维。

晶状体纤维组成晶状体实质的大部分。外周的纤维与表面平行，呈环层排列，可见细胞核；中心的纤维细胞核消失，凝成均质状的晶状体核。

(2)眼球后部　重点观察视网膜视部(图 10-5)。从外向内依次观察色素上皮细胞层、视细胞层、双极细胞层、节细胞层。

色素上皮细胞层，细胞呈矮柱状，单层排列，胞质内充满棕黑色的色素颗粒。

视细胞层的中部有大量细胞核密集排列，细胞核小，呈圆形，染色深，胞体辨认不清，内、外侧突起分别位于细胞核层的内、外侧，被染成淡粉红色。

双极细胞层的中部也有大量细胞核聚集排列，但比视细胞层稀疏，内、外侧突起被染成淡粉红色。

节细胞层的细胞核较大，稀疏排列成单层。

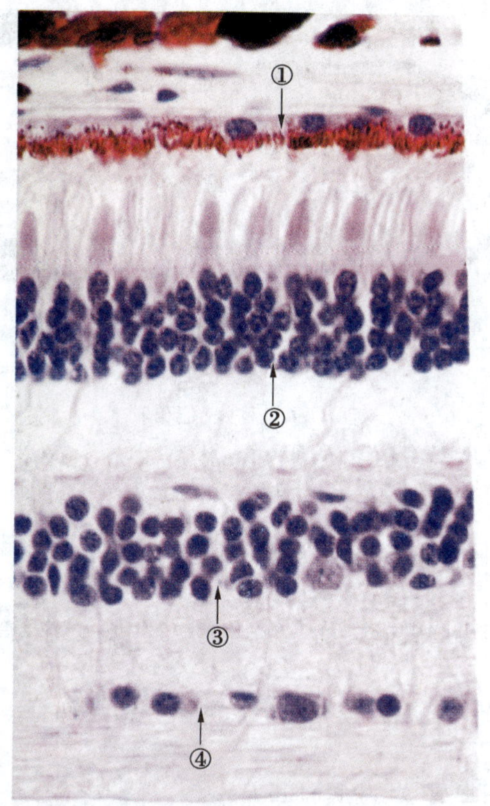

图 10-5 视网膜视部(高倍)

①色素上皮细胞层 ②视细胞层 ③双极细胞层 ④节细胞层

2. 内耳

【材料与方法】平行于蜗轴的内耳切片,HE 染色。

【肉眼观察】请描述肉眼观察切片的结果。

【低倍镜观察】观察耳蜗(图 10-6)、前庭、半规管。

(1)耳蜗 观察蜗轴和蜗管。

①蜗轴由松质骨构成。

蜗轴的骨组织向外延伸形成骨螺旋板。骨螺旋板根部成群分布的神经元胞体即螺旋神经节。

②蜗管 观察膜蜗管和骨蜗管。

膜蜗管位于蜗管中部,呈三角形:上壁由前庭膜构成;外侧壁由内层的血管纹和外层的螺旋韧带构成;下壁由内侧的骨螺旋板和外侧的基底膜构成。

骨蜗管被膜蜗管分隔为两部分。前庭阶位于膜蜗管上方;鼓室阶位于膜蜗管下方。

(2)前庭 膜前庭由椭圆囊和球囊组成,悬挂于前庭内,内部分别有椭圆囊斑和球囊斑(统称位觉斑)分布,但不易见到。

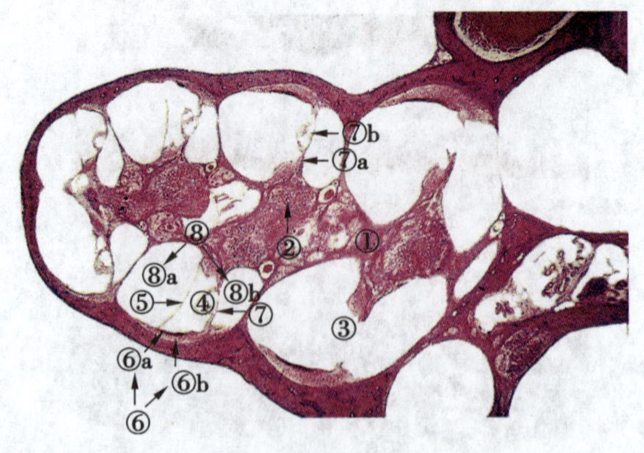

图 10-6　耳蜗(低倍)

①蜗轴　②螺旋神经节　③蜗管　④膜蜗管　⑤上壁(前庭膜)　⑥外侧壁　⑥a 血管纹　⑥b 螺旋韧带　⑦下壁　⑦a 骨螺旋板　⑦b 基底膜　⑧骨蜗管　⑧a 前庭阶　⑧b 鼓室阶

(3)半规管　观察骨半规管、膜半规管和壶腹。

①骨半规管横切面为骨组织内圆形的小腔。

②膜半规管悬挂于骨半规管内的一侧,横切面也为圆形,管壁由单层扁平上皮和固有膜组成。

③壶腹位于半规管与前庭相连处,为半规管的膨大部分。膜壶腹内有壶腹嵴分布,但不易见到。

【高倍镜观察】观察血管纹、基底膜和盖膜。

(1)血管纹　血管纹为含毛细血管的复层柱状上皮。

(2)基底膜　基底膜由两层上皮夹一层基膜(即听弦)构成,面向鼓室阶的为单层扁平形,面向膜蜗管的为单层柱状,并局部增厚形成螺旋器。

螺旋器(图 10-7)在基底膜上螺旋走行,包括支持细胞和毛细胞。

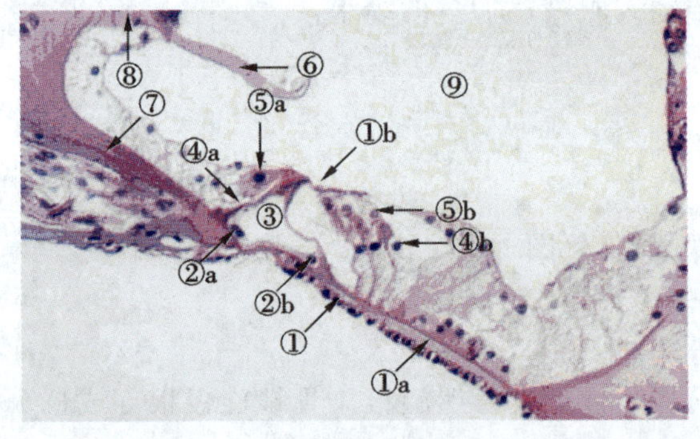

图 10-7　螺旋器(高倍)

①基底膜　①a 听弦　①b 螺旋器　②a 内柱细胞　②b 外柱细胞　③内隧道　④a 内指细胞　④b 外指细胞　⑤a 内毛细胞　⑤b 外毛细胞　⑥盖膜　⑦骨螺旋板　⑧螺旋缘　⑨膜蜗管

①支持细胞　观察柱细胞和指细胞。

柱细胞包括 1 列内柱细胞和 1 列外柱细胞。内、外柱细胞的基部较宽,含细胞核,彼此连接;顶部也彼此连接;而中部细长,彼此分开。故内、外柱细胞围成一条螺旋走行的三角形的内隧道。

指细胞包括 1 列内指细胞和 3～4 列外指细胞，分别位于内柱细胞的内侧和外柱细胞的外侧。指细胞的细胞核居中。

②毛细胞　在每个指细胞上方都有 1 个毛细胞，即共有 1 列烧瓶形的内毛细胞和 3～4 列柱状的外毛细胞。毛细胞的细胞核居中，胞质嗜酸性强于指细胞，细胞游离面有排列整齐的静纤毛(不易辨认)。

(3)盖膜　骨螺旋板起始处的骨膜增厚，突入膜蜗管形成螺旋缘。螺旋缘向膜蜗管内伸出一末端游离的染成粉红色的薄板状盖膜。活体状态下，盖膜与下方螺旋器的毛细胞的静纤毛相接触；而制片后，盖膜常弯曲而不能覆盖螺旋器。

二、示教标本

示教 1　视神经乳头

【材料与方法】过视神经乳头的眼球切片，HE 染色。

【低倍镜观察】位于视网膜后极视神经穿出眼球处，为节细胞轴突集中的区域，无视网膜的各种细胞。

示教 2　黄斑

【材料与方法】过黄斑中央凹的眼球切片，HE 染色。

【低倍镜观察】位于视网膜后极视神经乳头的颞侧。中央凹陷处为中央凹，此处视网膜最薄，只有色素上皮细胞和视锥细胞。

示教 3　椭圆囊斑和球囊斑

【材料与方法】过前庭的内耳切片，HE 染色。

【高倍镜观察】由椭圆囊和球囊局部骨膜和上皮增厚形成，为斑块状，统称位觉斑。位觉斑表面平坦，上皮为高柱状。

(1)支持细胞　底宽顶窄，呈烧瓶状，细胞核椭圆形，位于上皮基部，染色深。

(2)毛细胞　夹于支持细胞之间，呈顶宽底窄的烧瓶状，细胞核圆形，位于上皮浅层，染色浅，细胞游离面有静纤毛。

(3)位砂膜　为覆盖于毛细胞静纤毛顶端的薄层嗜酸性膜，位砂一般已于标本脱钙时消失。

示教 4　壶腹嵴

【材料与方法】过壶腹的内耳切片，HE 染色。

【高倍镜观察】膜壶腹处的骨膜和上皮局部增厚形成的横行的山脊状隆起，其表面有嗜酸性的胶质，称壶腹帽。上皮的形态与位觉斑相似，只是毛细胞的静纤毛更长。

三、绘图

绘出高倍镜下视网膜的结构图。

四、能力检测

(1)简述眼球壁的组织结构特点。

(2)简述内耳膜迷路内螺旋器、位觉斑和壶腹嵴的结构和功能。

(李润琴)

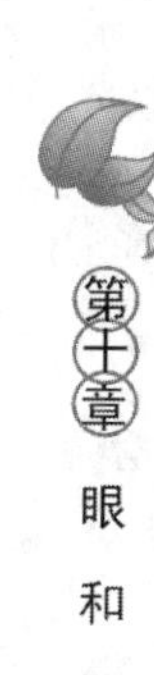

第十一章
皮　　肤

【技能目标】

(1)能绘出表皮的组织结构图。

(2)能辨认头皮。

一、观察标本

1. 指皮

【材料与方法】指皮切片,HE 染色。

【肉眼观察】请描述肉眼观察切片的结果。

【低倍镜观察】观察表皮、真皮和皮下组织(图 11-1)。

(1)表皮　表皮为角化的复层扁平上皮,与真皮交界处凹凸不平。由基底面(下)向游离面(上)依次观察基底层、棘层、颗粒层、透明层、角质层。

①基底层附着于基膜(染成粉红色)上,仅有一层细胞,染成较深的紫蓝色。

②棘层较厚,有多层细胞,染成紫蓝色。

③颗粒层较薄,有数层细胞,染成很深的紫蓝色。

④透明层较薄,有数层细胞,呈均质状,染成深红色。

⑤角质层厚,有很多层细胞,呈均质状,染成红色。

(2)真皮　观察乳头层、网织层。

①乳头层位于真皮浅层较薄的疏松结缔组织,向表皮突入成乳头状隆起,其内可见触觉小体。

②网织层位于乳头层深面较厚的不规则致密结缔组织。其中胶原纤维束粗大、交织成网,被染成粉红色,而汗腺导管是被染成紫蓝色的细胞围成的细管道。

(3)皮下组织　皮下组织由疏松结缔组织和脂肪组织构成,内有环层小体和汗腺分泌部。

①环层小体呈圆形或卵圆形,外周为由数十层呈同心圆排列的扁平细胞构成的被

囊；中央为均质的染成粉红色的圆柱体，纵切面呈细杆状，横切面呈圆形，其内失去髓鞘的神经纤维不易辨认。

②汗腺分泌部常成团分布，由单层锥体形柱状的腺细胞围成。

【高倍镜观察】观察表皮和触觉小体（图 11-2）。

（1）表皮　观察基底层、棘层、颗粒层、透明层、角质层。

①基底层由一层矮柱状基底细胞构成，其胞质为强嗜碱性。

②棘层由 4～10 层多边形棘细胞组成。棘细胞体积较大，胞质弱嗜碱性。调暗视野光线，可见相邻细胞间有许多短小的棘状突起镶嵌连接。

③颗粒层由 3～5 层梭形细胞组成，其细胞核浅染或退化消失，胞质内充满强嗜碱性的透明角质颗粒。

④透明层由 2～3 层扁平细胞组成，细胞界限不清，细胞核和细胞器消失，胞质强嗜酸性，使得整个透明层呈深红色均质状。

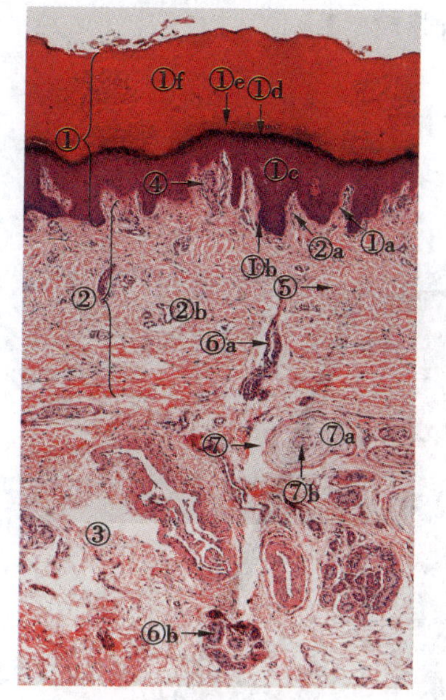

图 11-1　指皮（低倍）

①表皮　①a 基膜　①b 基底层　①c 棘层　①d 颗粒层　①e 透明层　①f 角质层　②真皮　②a 乳头层　②b 网织层　③皮下组织　④触觉小体　⑤胶原纤维束　⑥a 汗腺导管　⑥b 汗腺分泌部　⑦环层小体　⑦a 被囊　⑦b 圆柱体

⑤角质层由十几到几十层扁平角质细胞组成，细胞完全角化，胞质内充满嗜酸性的角蛋白，使得整个角质层呈红色均质状。

（2）触觉小体　触觉小体呈卵圆形，长轴与皮肤表面垂直，小体内有许多横列的扁平细胞（其间盘绕的失去髓鞘的神经纤维不易辨认），外包薄层结缔组织被囊。

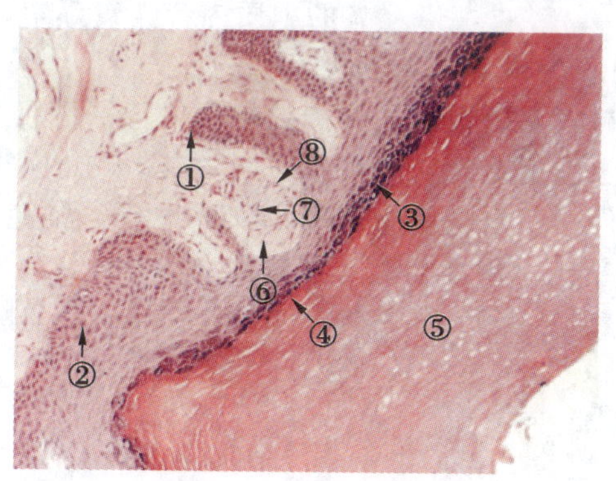

图 11-2　指皮（高倍）

①基底细胞　②棘细胞　③颗粒层细胞　④透明层细胞　⑤角质细胞　⑥触觉小体　⑦扁平细胞　⑧被囊

2. 头皮

【材料与方法】头皮切片，HE 染色。

【肉眼观察】请描述肉眼观察切片的结果。

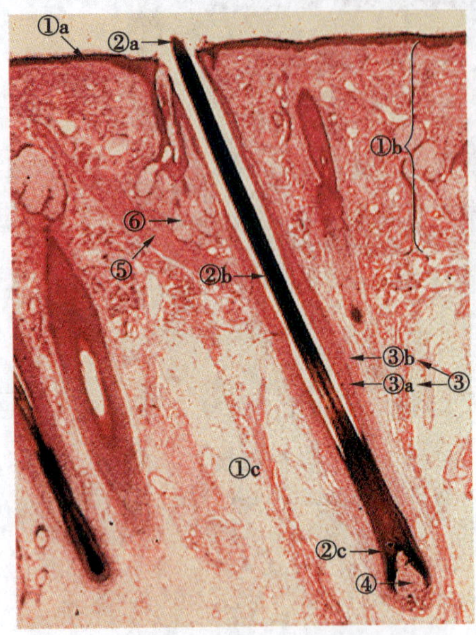

图 11-3 头皮(低倍)

①a 表皮 ①b 真皮 ①c 皮下组织
②a 毛干 ②b 毛根 ②c 毛球
③毛囊 ③a 上皮性根鞘
③b 结缔组织性根鞘 ④毛乳头
⑤立毛肌 ⑥皮脂腺

【低倍镜观察】观察皮肤和皮下组织、毛、立毛肌、皮脂腺(图 11-3)。

(1)皮肤和皮下组织　与指皮相比,皮肤和皮下组织的特征如下。

①表皮较薄,仅有基底层、棘层和较薄的角质层。

②乳头层触觉小体不易见到。

③皮下组织环层小体不易见到。

(2)毛　毛由毛干、毛根和毛球构成,为表皮衍生的皮肤附属器。

①毛干和毛根　长带状(也可见毛根的圆形切面),前者露在皮肤外部,后者位于毛囊内。毛干和毛根由角化上皮细胞构成,胞质内充满角蛋白,并含有黑素颗粒而呈黄褐色。

②毛囊　可见到毛囊的各种切面,其中,上皮性根鞘为毛囊内层,直接包裹毛根,与表皮相连续,结构也与之相似;结缔组织性根鞘为毛囊外层,由致密结缔组织构成。

③毛球　毛根和毛囊上皮性根鞘的下端融合,膨大为毛球,含毛母质细胞和黑素细胞,两者的胞质内含大量黑素颗粒而呈棕黑色。毛球底部有少量疏松结缔组织突入形成毛乳头。

(3)立毛肌　毛根与表皮呈钝角的一侧的一束斜行平滑肌为立毛肌。

(4)皮脂腺　皮脂腺位于毛囊与立毛肌之间。其中,分泌部染色浅,由一个或几个囊状腺泡构成,腺泡最外面一层的腺细胞较小,呈多边形,染色较深,近腺泡中心的细胞体积大,染色浅,呈空泡状;导管极短而不易辨认。

二、绘图

绘出低倍镜下指皮的结构图。

三、能力检测

(1)从角质形成细胞角化过程总结从基底层到角化层细胞形态结构的变化,并说明这种变化有何意义。

(2)比较头皮和指皮的光镜结构异同点。

(李润琴)

第十二章
消化系统

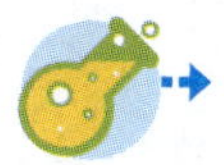

【技能目标】

(1)能辨认食管、胃和小肠的组织结构。

(2)能辨认肝脏、胰腺的组织结构。

(3)能绘出肝小叶的结构图。

一、观察标本

1. 食管

【材料与方法】食管横断面，石蜡切片，HE染色。

【肉眼观察】请描述肉眼观察切片的结果。

【低倍镜观察】观察食管(图12-1)的黏膜、黏膜下层、肌层和外膜。

(1)黏膜　观察上皮、固有层和黏膜肌层。

①上皮为未角化的复层扁平上皮，着色较深。

②固有层着粉红色，为致密结缔组织。

③黏膜肌层为平滑肌的横断面。

(2)黏膜下层　黏膜下层为疏松结缔组织，有较大的血管和大量黏液性食管腺。

(3)肌层　肌层较厚，分内环、外纵两层。

(4)外膜　外膜为纤维膜，由疏松结缔组织构成，可见血管和神经。

【高倍镜观察】观察食管黏膜、黏膜下层和

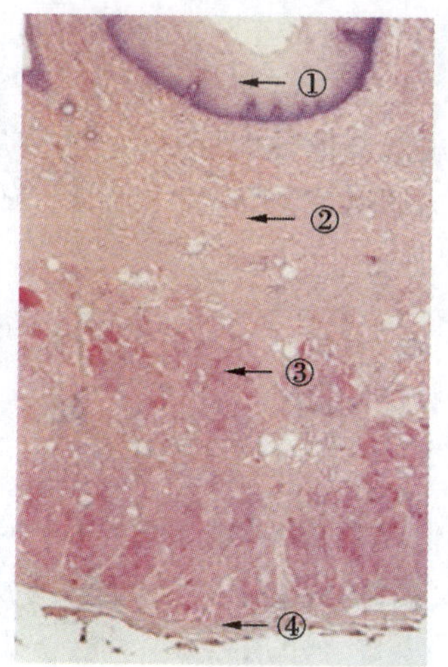

图12-1　食管(低倍)

①黏膜　②黏膜下层　③肌层　④外膜

肌层(图 12-2)。

(1)食管黏膜　观察黏膜上皮、固有层、黏膜肌层。

①黏膜上皮为未角化的复层扁平上皮，基底层细胞着色最深。

②固有层内可见淋巴组织、小血管及食管腺导管。

③黏膜肌层为横切的平滑肌束。

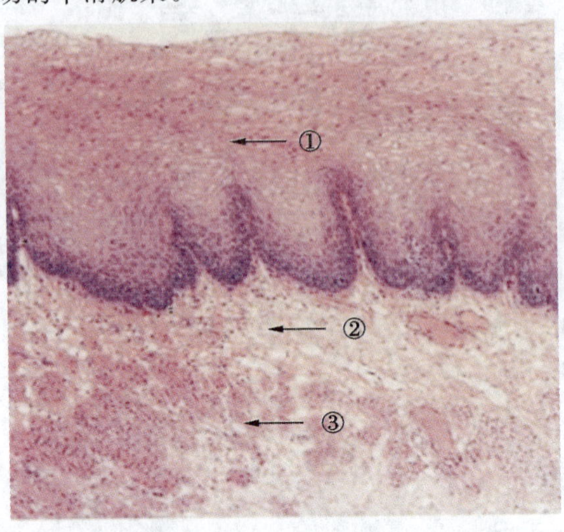

图 12-2　食管黏膜(高倍)

①黏膜上皮　②固有层　③黏膜肌层

(2)黏膜下层　黏膜下层为疏松结缔组织，可见不同形状的纤维束切面，纤维之间可见染成蓝紫色的梭形细胞核，主要为成纤维细胞核。此外，还可见较大的血管和食管腺。腺泡腔很小，腺细胞呈柱状或锥体状，细胞质着浅蓝色，核扁平状，位于细胞底部。

(3)肌层　取材部位若为食管上三分之一部分，为骨骼肌；若取自食管下三分之一部分，为平滑肌；若取自食管中间三分之一部分，则既有骨骼肌又有平滑肌。

2. 胃

【材料与方法】动物或人的胃底，石蜡切片，HE 染色。

【肉眼观察】请描述肉眼观察切片的结果。

【低倍镜观察】观察胃(图 12-3)的黏膜、黏膜下层、肌层和外膜。

(1)黏膜　观察上皮、固有层和黏膜肌层。

①上皮为单层柱状上皮，由表面黏液细胞组成，核椭圆且靠近细胞基部；还可见上皮下陷形成的胃小凹，有的胃小凹底部与腺体相通。

②固有层充满胃底腺，腺腔小；腺之间结缔组织很少。

③黏膜肌层由较薄的平滑肌构成。

(2)黏膜下层　黏膜下层由疏松结缔组织构成，可见较大的血管。

(3)肌层　肌层为平滑肌，多为内斜、中环和外纵三层。

(4)外膜　外膜为浆膜。

【高倍镜观察】重点观察胃黏膜(图 12-4)的结构。

胃腔表面或胃小凹的表面有黏液细胞，细胞呈柱形，细胞核呈椭圆形，位于基底；胞质顶部可见许多空泡，因所含黏原颗粒在制片中溶解所致。固有层中可见大量的胃底腺的断面，腺之间有少量结缔组织。

①主细胞数量多，主要位于胃底腺下半部，呈柱状，核圆形，位于基部，基部胞质呈强嗜碱性。

②壁细胞近腺上部较多，细胞体积大，呈圆形或锥体形，核圆，位于中央，胞质呈强嗜酸性。

③颈黏液细胞位于腺颈部，体积小，核扁平，染色深，位于细胞基部，胞质着色浅。

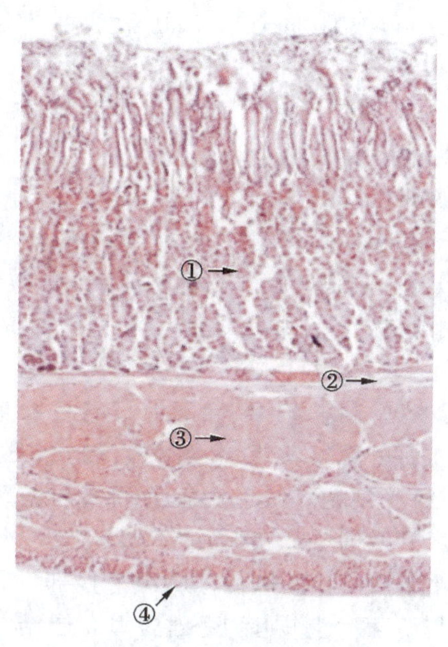

图 12-3　胃(低倍)

①黏膜　②黏膜下层　③肌层　④浆膜

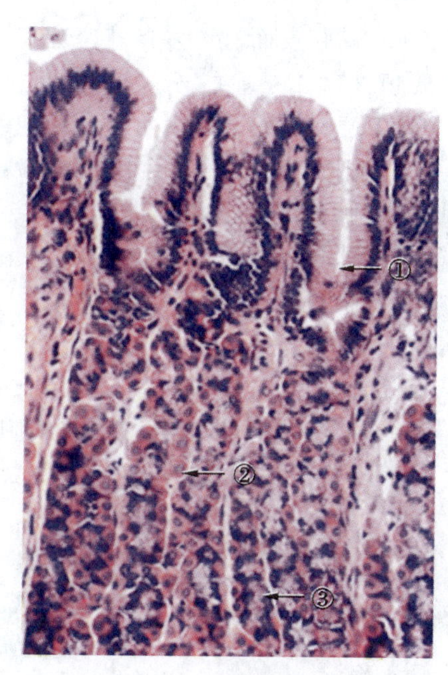

图 12-4　胃黏膜(高倍)

①胃小凹　②壁细胞　③主细胞

3. 小肠

【材料与方法】动物小肠，石蜡切片，HE 染色。

【肉眼观察】请描述肉眼观察切片的结果。

【低倍镜观察】观察小肠(图 12-5)黏膜、黏膜下层、肌层、外膜。

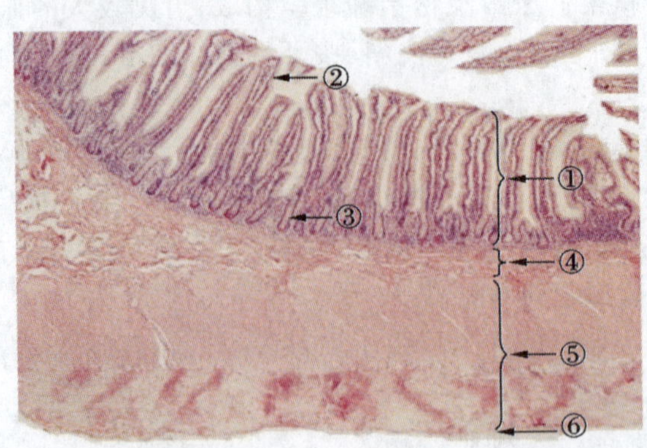

图 12-5 小肠(低倍)

①黏膜 ②小肠绒毛 ③肠腺 ④黏膜下层 ⑤肌层 ⑥浆膜

(1)黏膜 黏膜表面有许多指状突起,这是小肠绒毛;固有层着浅粉色,可见上皮下陷形成的肠腺。

(2)黏膜下层 黏膜下层由疏松结缔组织构成,其中有血管、黏膜下神经丛和淋巴管等。十二指肠黏膜下层还可见十二指肠腺。

(3)肌层 肌层较厚,由内环、外纵两层平滑肌组成。

(4)外膜 外膜为浆膜。

【高倍镜观察】重点观察小肠绒毛(图 12-6)及小肠腺(图 12-7)结构特点。

(1)小肠绒毛 小肠绒毛为朝向腔面的突起,表面为单层柱状上皮,中央为结缔组织。吸收细胞最多,呈高柱状,核椭圆形且靠近细胞基底部,游离面可见纹状缘(粉红色),吸收细胞之间夹杂有杯状细胞。绒毛中轴为固有层结缔组织,其内可见毛细血管和中央乳糜管。

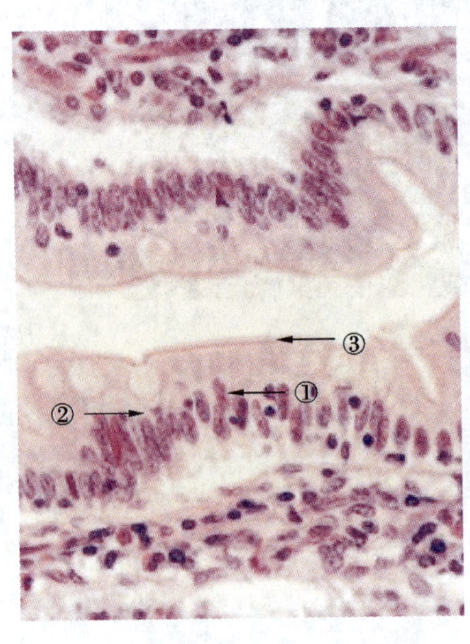

图 12-6 小肠黏膜上皮(高倍)

①柱状细胞 ②杯状细胞 ③纹状缘

(2)小肠腺 小肠腺位于肠绒毛根部。肠腺被横断,其切面为上皮围绕腺腔,固有层结缔组织位于上皮外方。小肠腺由柱状细胞、杯状细胞、潘氏细胞和内分泌细胞组成。

①柱状细胞:形态同绒毛上皮中的柱状细胞。

②杯状细胞:呈高脚杯状,顶部胞质染色浅,核形态多不规则。

③潘氏细胞:位于肠腺底部,呈锥体形,胞质顶部可见许多粗大的嗜酸性颗粒。有的切片上潘氏细胞顶部胞质中的嗜酸性颗粒不明显。

④内分泌细胞:在普通染色标本上不能见到。

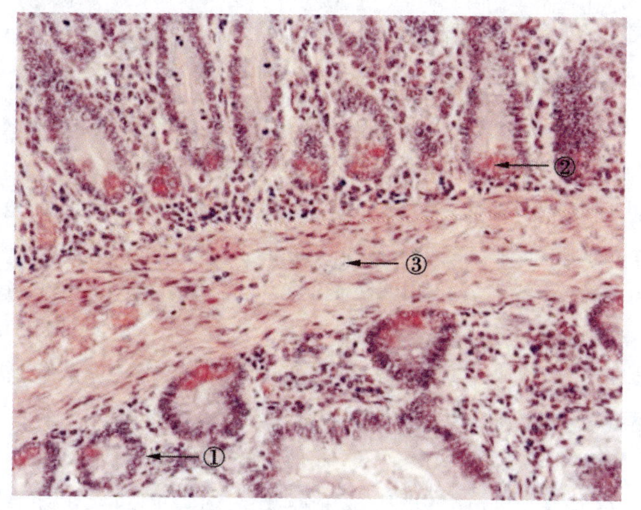

图 12-7 小肠(高倍)

①肠腺横断面 ②潘氏细胞 ③黏膜下神经丛

4. 肝脏

【材料与方法】动物或人的肝脏,石蜡切片,HE 染色。

【肉眼观察】请描述肉眼观察切片的结果。

【低倍镜观察】观察肝脏(图 12-8)被膜、肝小叶、门管区、小叶下静脉。

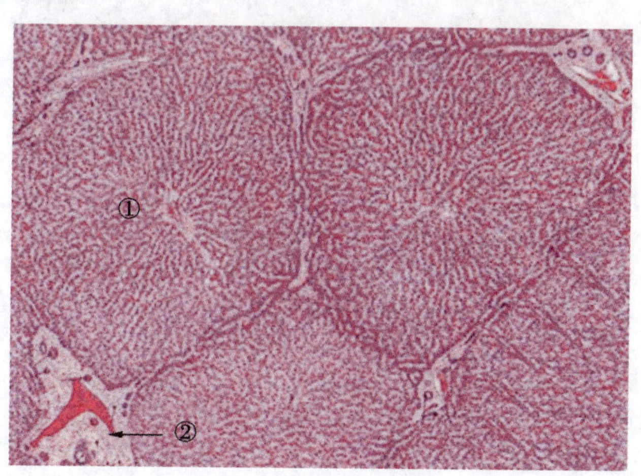

图 12-8 肝脏(低倍)

①肝小叶 ②门管区

(1)被膜　被膜由结缔组织构成,粉红色。

(2)肝小叶　肝小叶呈多边形或不规则形。人的肝脏结缔组织少,肝小叶分界不清;猪的肝脏结缔组织较多,肝小叶分界清楚。肝小叶由中央静脉、肝细胞索和肝血窦等组成。

①中央静脉位于肝小叶中央,管壁较薄,有血窦开口。

②肝细胞索中肝细胞以中央静脉为中心排列成条索状,向四周呈放射状排列。

③肝血窦分布在肝细胞索之间,多为较窄的腔隙,与中央静脉相通连。

(3)门管区　门管区为几个小叶间的结缔组织,其中有小叶间静脉、小叶间动脉、小叶间胆管伴行,可见这三种管道的断面。

(4)小叶下静脉　在小叶一侧的结缔组织内,腔大壁厚,无胆管和动脉伴行。

【高倍镜观察】观察肝脏(图 12-9)肝细胞、肝血窦和门管区。

(1)肝细胞　肝细胞体大,呈多边形,核圆,位于中央,可见双核,胞质粉红色。

(2)肝血窦　肝血窦为肝板之间的空隙,窦壁衬以内皮,内皮细胞核扁圆突入窦腔。血窦与中央静脉相通连。

(3)门管区　门管区常见下列三种伴行的管道。

①小叶间静脉:腔大壁薄,形态不规则。

②小叶间动脉:腔小壁厚,可见中膜环行平滑肌。

③小叶间胆管:管径较小,管壁衬以单层立方上皮,核圆,位于细胞中央,着色深。

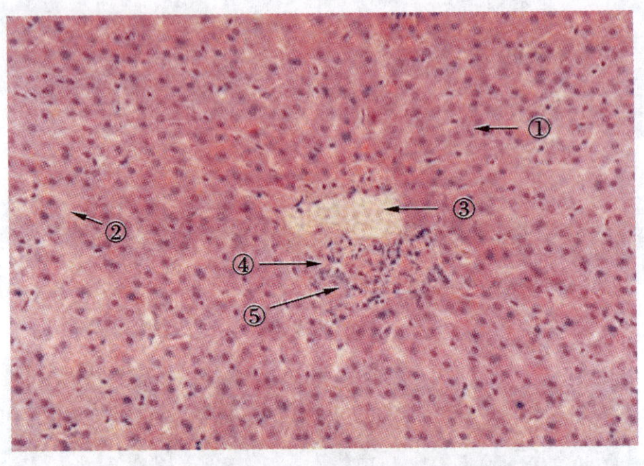

图 12-9　肝脏(高倍)

①肝板　②肝血窦　③小叶间静脉　④小叶间动脉　⑤小叶间胆管

5. 胰腺

【材料与方法】动物或人的胰腺,石蜡切片,HE 染色。

【肉眼观察】请描述肉眼观察切片的结果。

【低倍镜观察】观察胰腺(图 12-10)被膜、腺泡和小叶间导管。

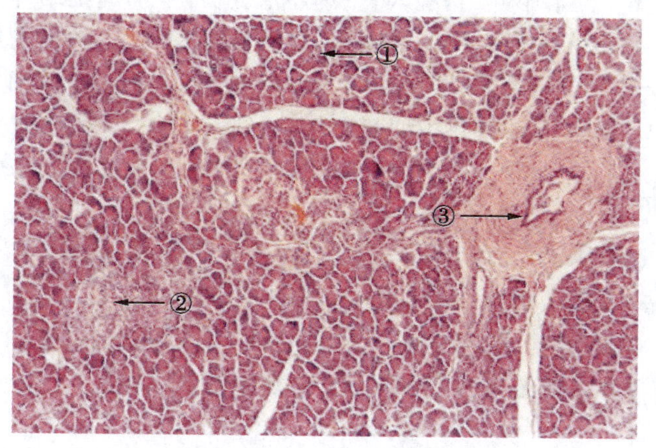

图 12-10　胰腺(低倍)

①浆液性腺泡　②胰岛　③小叶间导管

(1)被膜　被膜为薄层结缔组织,伸入胰腺实质,将其分隔成小叶。

(2)腺泡　腺泡充满小叶内,为浆液性腺泡,腺泡间染色较浅的大小不等的细胞团即胰岛。

(3)小叶间导管　小叶间导管位于小叶间隔中。

【高倍镜观察】观察胰腺(图 12-11)腺泡、导管和胰岛。

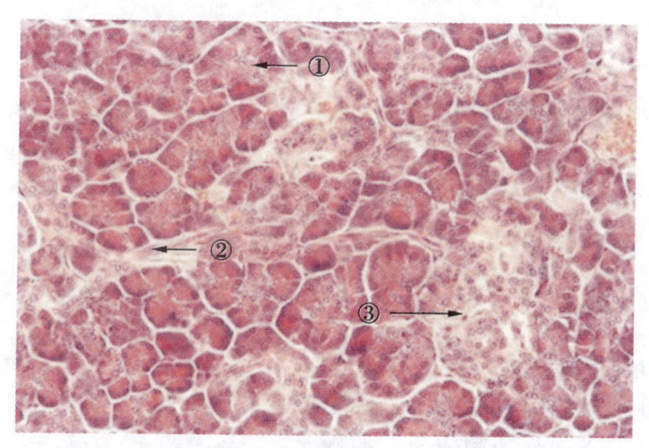

图 12-11　胰腺(高倍)

①泡心细胞　②闰管　③胰岛

(1)腺泡　腺泡为浆液性的,腺细胞呈锥体形,核圆,着色深,位于基底部。基部胞质呈强嗜碱性,着色较深。腺泡腔内可见一至数个泡心细胞,核扁圆,胞质着色浅,细胞界限不清。

(2)导管　导管包括闰管、小叶内导管和小叶间导管。

①闰管　管径细,由单层扁平上皮或单层立方上皮围成。由于闰管较长,故切片

内闰管的纵、横断面较多。

②小叶内导管　位于小叶内，腔大，壁为单层立方上皮，周围结缔组织逐渐增多。

③小叶间导管　位于小叶之间，腔更大，壁为单层柱状上皮，周围结缔组织更多。

(3)胰岛　胰岛位于腺泡间，为大小不等染色较浅的细胞团，细胞呈索状或团状，胞质呈浅粉色，HE 染色不易区分各种胰岛细胞，细胞索、团间有毛细血管。

二、示教标本

示教 1　潘氏细胞

【材料与方法】人或动物的一段小肠，石蜡切片，HE 染色。

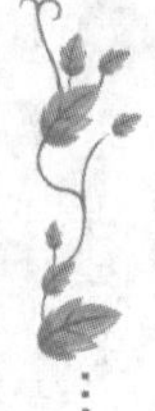

在肠腺底部，细胞为锥体形，多三五成群排列。核椭圆形，位于细胞基部。细胞顶端的胞浆内含有很多粗大的嗜酸性颗粒，被染成红色。

示教 2　结肠

【材料与方法】动物结肠，HE 染色。

无肠绒毛；上皮中杯状细胞增多；腺上皮中无潘氏细胞。

示教 3　胆小管

【材料与方法】动物肝脏，硝酸银液浸染。

肝细胞胞质稍显淡黄色。胆小管是位于肝细胞间的间隙处的微细管道，被染成棕黑色，呈细线状相互连接成网，管壁即为肝细胞的细胞膜。

示教 4　枯否氏细胞

【材料与方法】给小鼠活体注射 1%的台盼蓝，注射后杀死。取肝脏，苏萨液固定，石蜡切片，HE 染色。

在肝血窦内可见不规则形或有突起的细胞，这种细胞胞浆较多，有吞噬的台盼蓝颗粒。核呈卵圆形或圆形，染色较浅。

三、绘图

绘出肝小叶结构图。

四、能力检测

(1)如何区分胃和小肠？

(2)如何区分中央静脉和小叶下静脉？

(3)如何区分泡心细胞和闰管？

(4)如何区分门管区三种管道？

（王　伟）

第十三章
呼吸系统

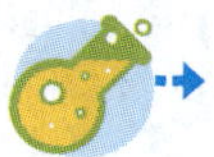

【技能目标】

(1)能辨认气管、肺的结构。

(2)能绘出高倍镜下肺小叶的部分结构图。

一、观察标本

1. 气管

【材料与方法】取人或狗的气管,苏萨液固定,横断石蜡切片,HE 染色。

【肉眼观察】请描述肉眼观察切片的结果。

【低倍镜观察】从气管(图 13-1)内向外观察,区分黏膜、黏膜下层和外膜。

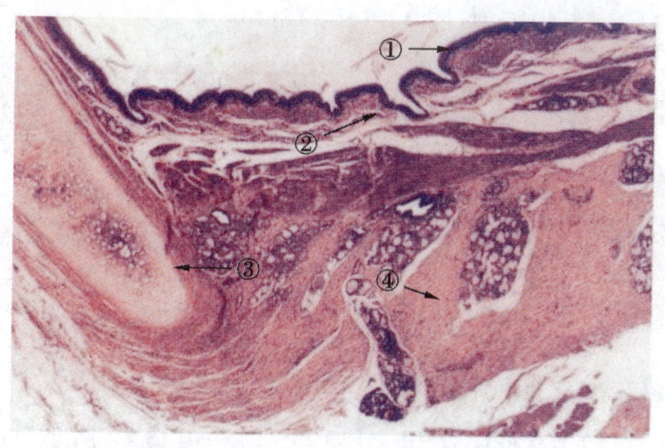

图 13-1　气管(人)(低倍)

①黏膜　②黏膜下层　③透明软骨　④平滑肌

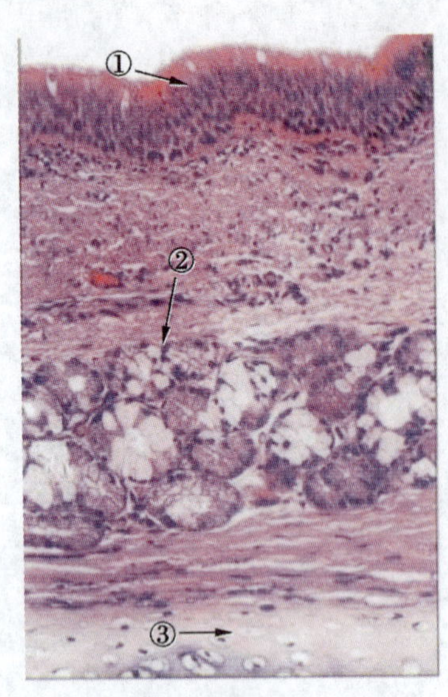

图 13-2　气管(人)(高倍)
①假复层纤毛柱状上皮
②气管腺　③透明软骨

(1)黏膜　黏膜上皮为假复层纤毛柱状上皮。

(2)黏膜下层　黏膜下层由疏松结缔组织组成。

(3)外膜　外膜由结缔组织和透明软骨环组成,缺口处为致密结缔组织、平滑肌和混合性腺。

【高倍镜观察】从气管(图 13-2)内到外逐层观察。

(1)黏膜　黏膜上皮可分辨柱状细胞、杯状细胞、梭形细胞和基细胞,柱状细胞游离面的纤毛清楚可见,基膜很明显,染成红色。固有层由含致密纤维的结缔组织组成,内含弥散的淋巴组织,并可见腺导管和小血管。

(2)黏膜下层　黏膜下层与固有层和外膜的分界不明显,内有较多混合性腺。

(3)外膜　外膜为淡蓝色的透明软骨和结缔组织,软骨的缺口处有平滑肌束和结缔组织。

2. 肺

【材料与方法】取人或狗的肺,先灌入苏萨液,再将肺组织放入苏萨液中继续固定,石蜡切片,HE 染色。

【肉眼观察】请描述肉眼观察切片的结果。

【低倍镜观察】观察肺导气部的小支气管、细支气管、终末细支气管,呼吸部的呼吸性支气管、肺泡管、肺泡囊和肺泡(图 13-3、图 13-4)。

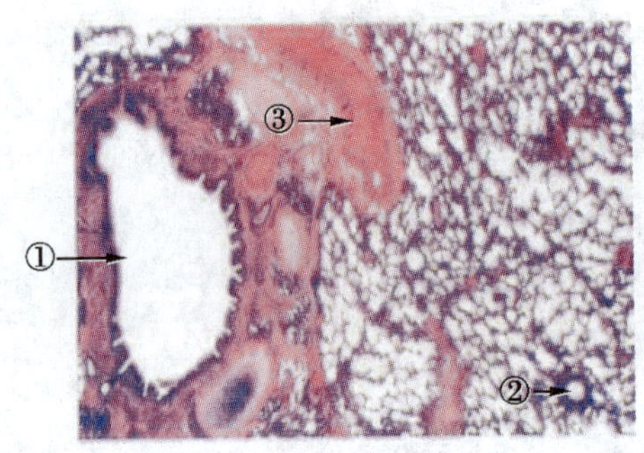

图 13-3　肺(兔)(低倍)
①小支气管　②终末细支气管
③肺动脉分支

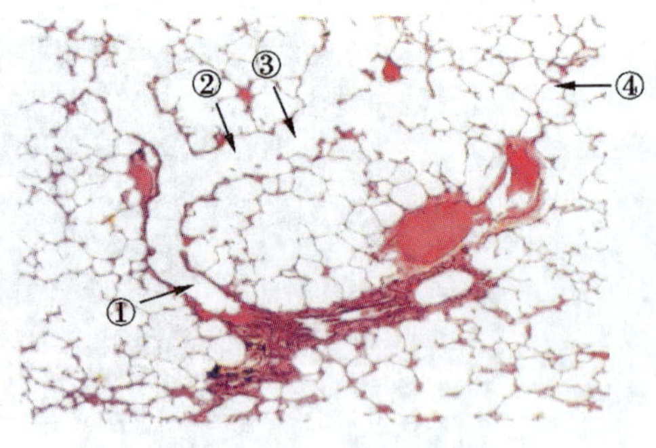

图 13-4　肺(人)(低倍)
①终末细支气管　②呼吸性细支气管
③肺泡管　④肺泡囊

(1)小支气管　小支气管管径粗、管壁厚,管壁分为三层。黏膜上皮为假复层纤毛柱状上皮,黏膜下层为疏松的结缔组织,外膜含透明软骨片。

(2)细支气管　细支气管管腔逐渐减小,管壁变薄,分层不明显。黏膜上皮为假复层或单层纤毛柱状上皮,黏膜下层薄,其中的腺体和外膜中透明软骨片减少或完全消失、平滑肌增多。

(3)终末细支气管　管腔更小。黏膜上皮为单层柱状,有完整的环行平滑肌层。

(4)肺泡　为大量的多边形或半球形囊泡。

【高倍镜观察】结合低倍镜观察。

(1)小支气管　观察黏膜、黏膜下层和外膜。

①黏膜上皮为假复层纤毛柱状上皮,其中有少量的杯状细胞,固有层薄,其外有间断的平滑肌束。

②黏膜下层含少量的混合性腺。

③外膜有大小不等的透明软骨片和结缔组织,内含小血管。

(2)细支气管　观察黏膜、黏膜下层和外膜。

①黏膜上皮为假复层或单层纤毛柱状上皮,杯状细胞少或无。

②黏膜下层混合性腺少或无。

③外膜透明软骨片小、很少或无,环行平滑肌增多。

(3)终末细支气管　黏膜上皮为单层柱状,无杯状细胞,混合腺和透明软骨片均消失,有完整的环行平滑肌层。

(4)呼吸性细支气管　有少量肺泡的通连,因此管壁不完整。其黏膜上皮为单层立方上皮,上皮深面仅有少量的结缔组织和环行平滑肌。

(5)肺泡管　有大量的肺泡开口,其自身的管壁结构很少,仅存在于相邻肺泡开口之间,呈结节状膨大,表面为单层立方或扁平上皮,深面是小束平滑肌。

(6)肺泡囊　肺泡囊为几个肺泡共同开口的囊腔,囊壁由肺泡围成。

(7)肺泡　肺泡(图 13-5)呈多边形或半球形薄壁的囊泡状。

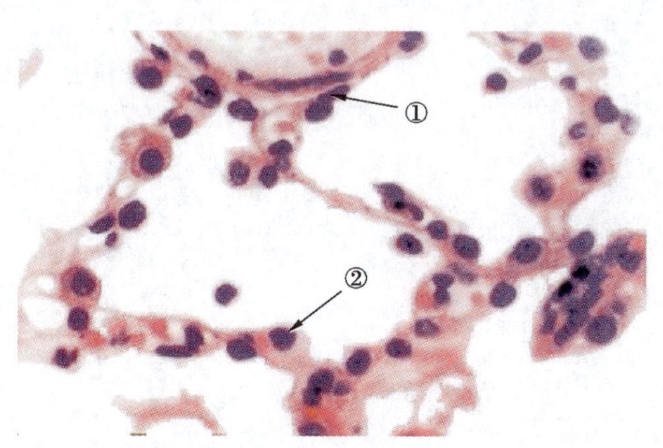

图 13-5　肺泡(人)(高倍,HE 染色)

①Ⅰ型肺泡上皮细胞　②Ⅱ型肺泡上皮细胞

①肺泡上皮有两种细胞：Ⅰ型肺泡细胞和Ⅱ型肺泡细胞。Ⅰ型肺泡细胞又称扁平细胞，核扁平，与肺泡隔上毛细血管内皮细胞的核不易区分。Ⅱ型肺泡细胞又称分泌细胞，细胞呈立方形或圆形，细胞核大，细胞胞质着色浅，呈泡沫状。

②相邻的肺泡之间的薄层结缔组织是肺泡隔，其内有毛细血管、弹性纤维和巨噬细胞。

二、示教标本

示教　肺的弹性纤维

【材料与方法】取人或狗的肺，苏萨液固定，用地衣素染弹性纤维。

【高倍镜观察】在各级支气管管壁和肺泡隔中均可见紫蓝色细丝状的弹性纤维。

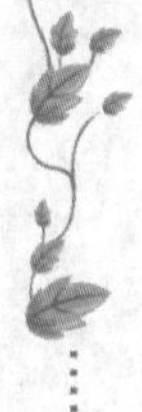

三、绘图

绘出高倍镜下肺小叶部分的结构图。

四、能力检测

(1)如何区分Ⅰ型肺泡细胞和Ⅱ型肺泡细胞？

(2)如何区分肺的导气部和呼吸部？

(3)如何区分呼吸性细支气管和肺泡管？

（刘玉红）

第十四章
泌尿系统

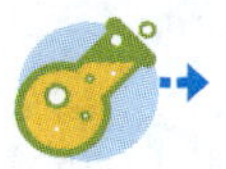

【技能目标】

(1)能辨认肾的各部分组织结构。

(2)能绘出高倍镜下肾皮质迷路的结构图。

一、观察标本

1. 肾

【材料与方法】人或狗的肾，Helly 液固定，石蜡切片，HE 染色。

【肉眼观察】请描述肉眼观察切片的结果。

【低倍镜观察】由表及里观察肾(图 14-1)的被膜、皮质和髓质。

(1)被膜　被膜包于肾的表面，由致密结缔组织构成。

(2)皮质　皮质位于被膜下，有大小不等、形状不一的小血管断面和位于其中呈球形的肾小体。皮质分为皮质迷路和髓放线。

①皮质迷路：可见许多散在的圆球形肾小体和其周围肾小管的断面。

②髓放线：位于皮质迷路之间，由一些平行排列的管道构成。

(3)髓质　主要是平行排列的直管组成的肾锥体。在肾锥体之间有肾柱，其结构同肾皮质。

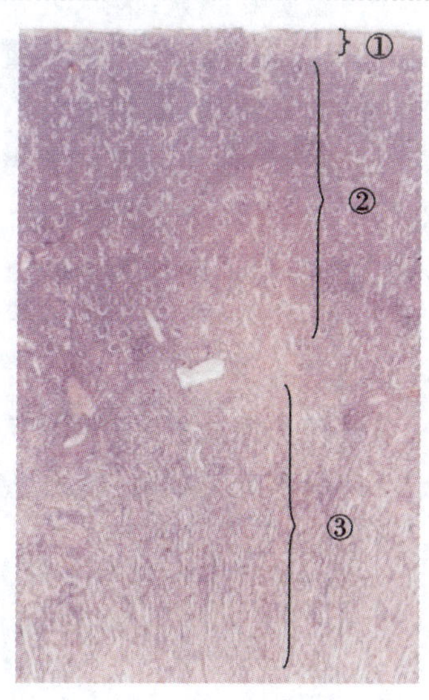

图 14-1　肾(人)(低倍)

①被膜　②肾皮质　③肾髓质

【高倍镜观察】观察肾(图 14-2)的皮质和髓质。

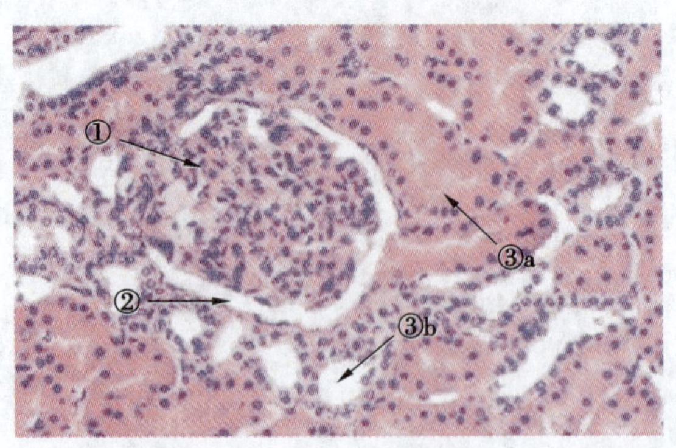

图 14-2　肾(人)(高倍)

①肾小球　②肾小囊　③a 近端小管曲部　③b 远端小管曲部

(1)皮质　观察肾小体、近曲小管、远曲小管和致密斑。

①肾小体由血管球和肾小囊组成,血管球呈现大量的毛细血管切面。肾小囊分脏层和壁层,脏层紧贴毛细血管的外面,为足细胞,与内皮细胞不易区分。壁层为单层扁平细胞。脏、壁两层细胞之间的腔隙为肾小囊腔。

②近曲小管数量多,管壁厚,管径粗,管腔小而不规则,上皮细胞为锥体形,细胞大,界限不清,核圆,位于细胞基底部,胞质强嗜酸性。细胞游离面有刷状缘。

③远曲小管数量少,管径较小,管腔较大而规则,上皮细胞为立方形,分界较清楚,核圆,位于中央,胞质弱嗜酸性,游离面无刷状缘。

④致密斑为远端小管靠近肾小体血管极侧的上皮细胞。这些细胞变高、变窄,排列整齐,细胞核密集。

(2)髓质　观察细段、近直小管和远直小管、集合管。

①细段在肾锥体底部易找到,管径最细,管腔小,管壁为单层扁平上皮,核圆突向管腔,胞质染色浅,细胞分界不清。

②近直小管和远直小管可在髓放线和髓质近皮质处找到,结构与其相应的曲部相似。

③集合管上皮细胞为立方形或柱状,细胞界限清楚,胞质清亮,核较大,染色较深,居中。

2. 膀胱

【材料与方法】兔或狗的膀胱,Helly 液固定,石蜡切片,HE 染色。

【肉眼观察】请描述肉眼观察切片的结果。

【低倍镜观察】观察充盈状态下的膀胱(图 14-3)和空虚状态下的膀胱壁(图 14-4)。

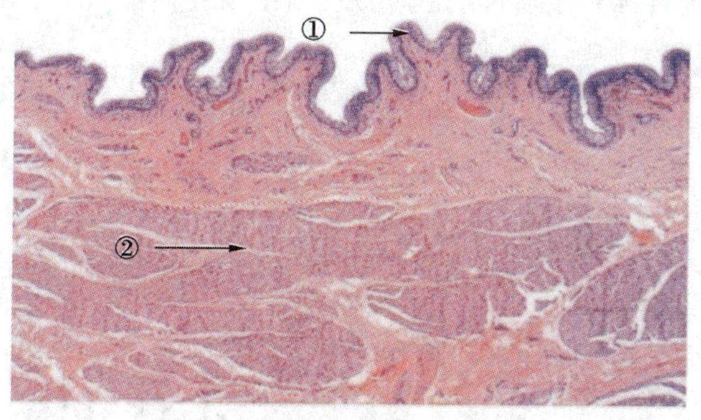

图 14-3　充盈状态下的膀胱(低倍)

①黏膜　②肌层

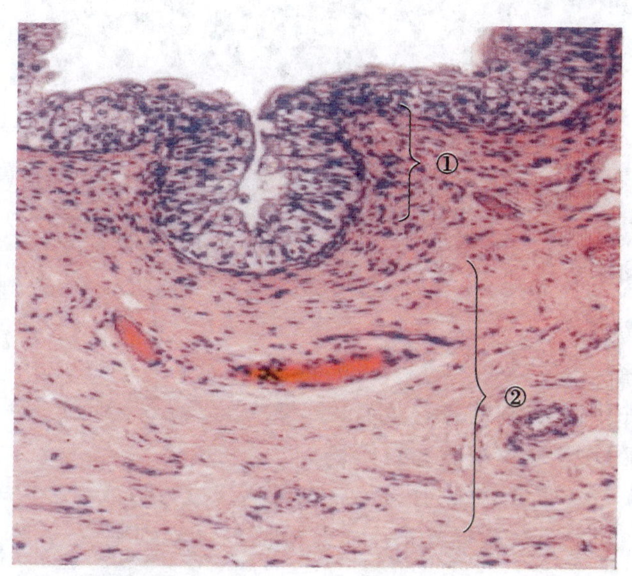

图 14-4　空虚状态下的膀胱(低倍)

①黏膜　②肌层

(1)空虚状态下的膀胱　观察黏膜、肌层和外膜。

①黏膜有许多皱襞,黏膜由变移上皮和固有层组成,上皮较厚。

②肌层很厚,由平滑肌构成。

③外膜为纤维膜(膀胱顶部则为浆膜)。

(2)充盈状态下的膀胱　黏膜皱襞减少或消失,上皮较薄,肌层变薄。

【高倍镜观察】观察空虚状态下的膀胱(图 14-5)。

(1)空虚状态下的膀胱　观察黏膜、肌层和外膜。

①黏膜变移上皮有 6～8 层细胞,表面的细胞大,呈立方形,中间层为多边形,基底

层则为低柱状。

②肌层平滑肌纤维的方向不清楚，不易分辨出三层。

③外膜为纤维膜（膀胱顶部则为浆膜）。

（2）充盈状态下的膀胱　变移上皮细胞只有2～3层，表层细胞也变扁，平滑肌可分为内纵、中环和外纵三层。

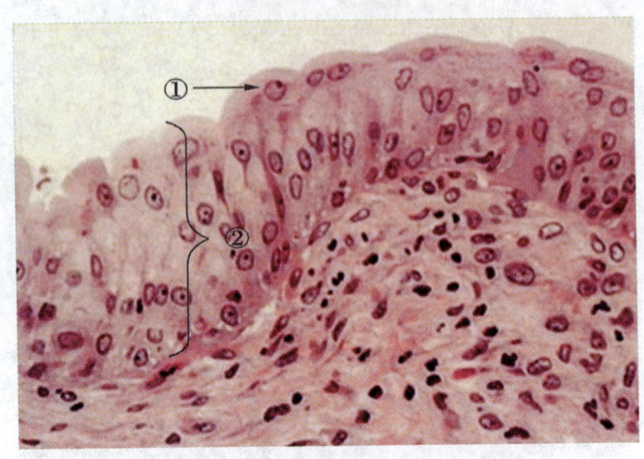

图14-5　空虚状态下的膀胱（高倍）

①盖细胞　②变移上皮

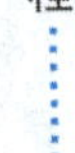

二、示教标本

示教1　球旁细胞

示教2　致密斑

【材料与方法】取人或狗的肾，固定，HE染色。

【高倍镜观察】观察球旁细胞和致密斑。

（1）球旁细胞　入球微动脉的内皮外方，细胞呈立方形或多边形，体积略大。

（2）致密斑　远端小管靠近肾小体血管极侧的上皮细胞变高、变窄，排列整齐，细胞核密集。

三、绘图

绘高倍镜下肾皮质迷路的结构图。

四、能力检测

（1）镜下如何区分肾脏的皮质和髓质？

（2）如何区分近端小管曲部与远端小管曲部？

（3）球旁复合体包括哪些结构？

（刘玉红）

第十五章
男性生殖系统

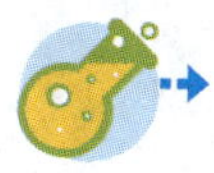

【技能目标】

(1)能辨认睾丸和附睾。

(2)能绘出睾丸生精小管上皮的组织结构。

一、观察标本

1. 睾丸

【材料与方法】睾丸切片,HE染色。

【肉眼观察】请描述肉眼观察切片的结果。

【低倍镜观察】观察睾丸(图15-1)的被膜和实质。

(1)被膜　从表面向深部依次观察鞘膜脏层和白膜。

①鞘膜脏层为一种浆膜,由表面的单层扁平上皮(间皮)及其下方薄层的疏松结缔组织构成。

②白膜较厚,由致密结缔组织构成。

(2)实质　注意辨认生精小管和间质。

①生精小管管壁厚,主要由生精上皮构成。上皮内有多层大小不等的细胞,外方基膜明显,呈粉红色。

②间质为生精小管之间的疏松结缔组织,其内有成群分布的间质细胞。

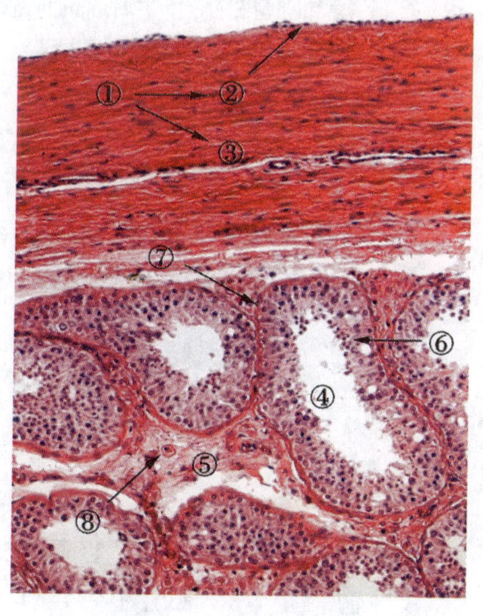

图15-1　睾丸(低倍)

①被膜　②浆膜　③白膜　④生精小管

⑤间质　⑥生精上皮　⑦基膜　⑧间质细胞

【高倍镜观察】观察睾丸(图 15-2)的生精小管和间质细胞。

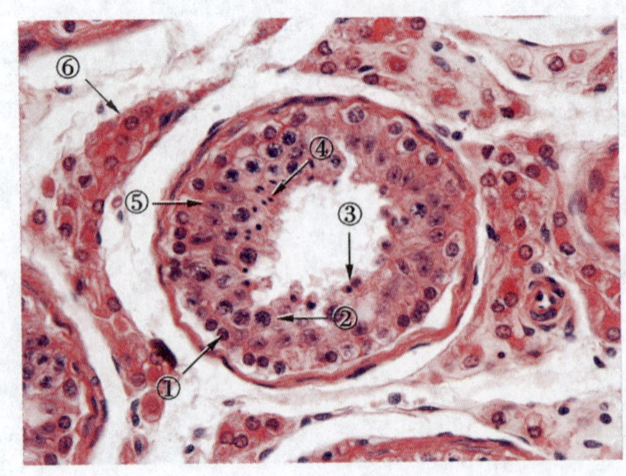

图 15-2　睾丸(高倍)

①精原细胞　②初级精母细胞　③精子细胞
④精子　⑤支持细胞　⑥间质细胞

(1)生精小管　观察生精细胞和支持细胞。

①生精细胞　从基膜向腔面依次观察以下细胞。

精原细胞:单层排列,体积较小,圆形,核圆,染色较浅。

初级精母细胞:数层,体积大,圆形,核大而圆,染色质呈丝球状,染色深。

次级精母细胞:因存在时间短而不易见到。

精子细胞:数层,体积较精原细胞小,圆形,核小而圆,染色质致密,染色深。

精子:腔内也有分布,头部为深紫蓝色卵圆形小点状,尾部被染成淡粉红色,常被切断。

②支持细胞散在于生精细胞之间,数量较少。细胞轮廓不清,只能辨认细胞核,呈椭圆或三角形,染色浅,核仁明显。

(2)间质细胞　间质细胞体积较大,圆形或多边形,核圆,染色浅,核仁明显,胞质嗜酸性。

2. 附睾

【材料与方法】附睾切片,HE 染色。

【肉眼观察】请描述肉眼观察切片的结果。

【低倍镜观察】观察附睾(图 15-3)的输出小管和附睾管。

(1)输出小管　输出小管位于头部,管腔较小而不规则,腔面起伏不平呈波浪状。

(2)附睾管　附睾管位于体部和尾部,管腔大而规则,其内可见大量精子,管壁上皮为假复层柱状。

【高倍镜观察】观察附睾(图 15-4)的输出小管和附睾管。

(1)输出小管　输出小管管壁上皮为单层柱状，由高柱状纤毛细胞和低柱状细胞相间排列而成，故腔面高低不平。

(2)附睾管　假复层柱状上皮由高柱状细胞和矮小的锥形基细胞组成，腔面平坦。

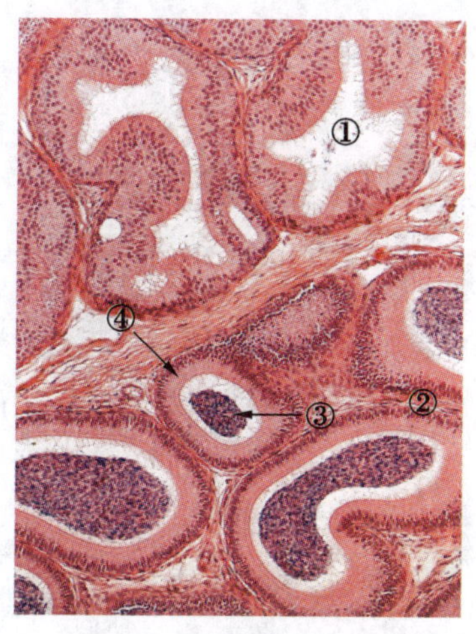

图 15-3　附睾(低倍)

①输出小管　②附睾管

③精子　④假复层柱状上皮

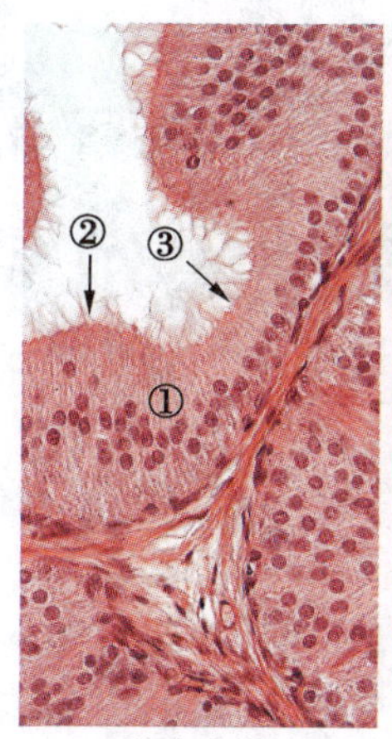

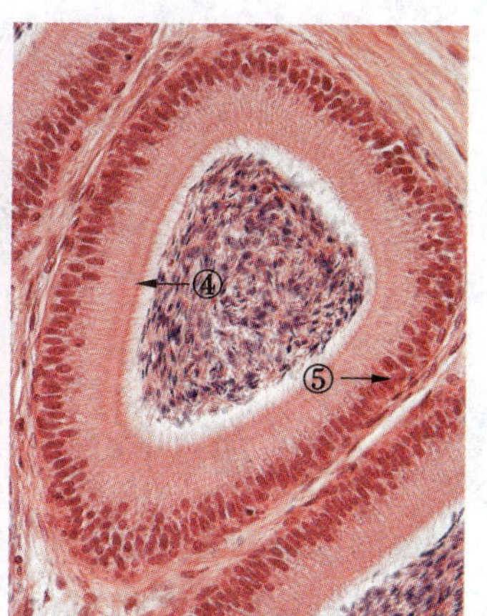

图 15-4　附睾(高倍)

①单层柱状上皮　②高柱状纤毛细胞

③低柱状细胞　④高柱状细胞　⑤基细胞

二、示教标本

示教 1　输精管

【材料与方法】输精管切片，HE 染色。

【低倍镜观察】管壁由黏膜、肌层和外膜组成。

【高倍镜观察】黏膜上皮为假复层柱状上皮。

示教 2　前列腺

【材料与方法】前列腺切片，HE 染色。

【低倍镜观察】位于中央的一新月形管腔为尿道。尿道外周为前列腺，腺泡数量较多，大小不等，腔面不规则。有的腔内可见分泌物浓缩而成的凝固体，被染成粉红色，为嗜酸性板层小体。

【高倍镜观察】腺泡上皮由单层立方、单层柱状及假复层柱状上皮交错构成，故腺腔很不规则。

三、绘图

绘出高倍镜下睾丸生精小管上皮的结构图。

四、能力检测

(1)如何区分睾丸生精小管上皮中的各种细胞？

(2)如何区分生精小管、附睾的输出小管和附睾管？

(金　洁)

第十六章
女性生殖系统

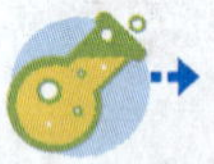

【技能目标】

(1)能绘出卵巢次级卵泡的组织结构。

(2)能辨认卵巢和子宫。

一、观察标本

1. 卵巢

【材料与方法】卵巢切片，HE 染色。

【肉眼观察】请描述肉眼观察切片的结果。

【显微镜观察】低倍镜与高倍镜结合观察卵巢(图 16-1、图 16-2)。

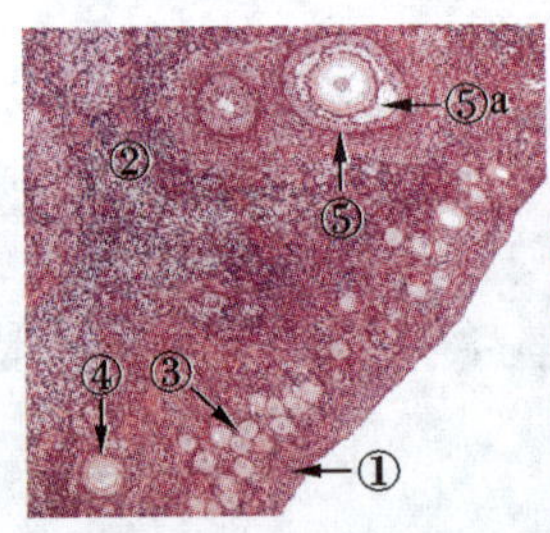

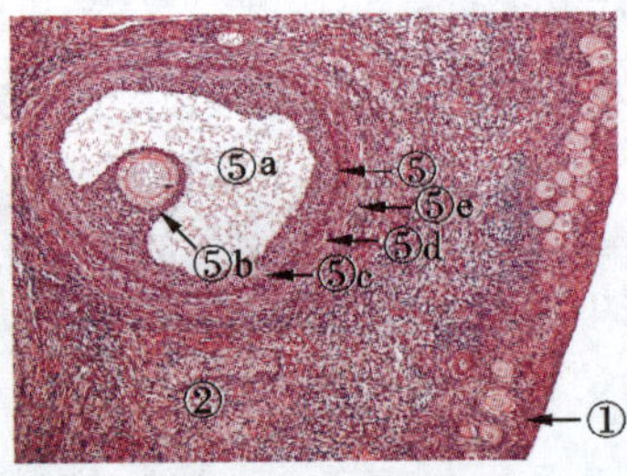

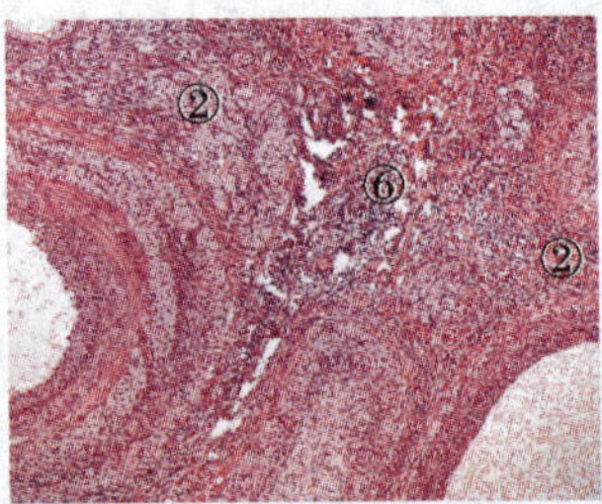

图 16-1　卵巢(低倍)

①被膜　②皮质　③原始卵泡　④初级卵泡　⑤次级卵泡

⑤a 卵泡腔　⑤b 卵丘　⑤c 颗粒层　⑤d 卵泡膜内层　⑤e 卵泡膜外层　⑥髓质

(1)被膜　被膜覆盖于皮质的外方，从表面向深部观察表面上皮和白膜。

①表面上皮即腹膜间皮，为单层扁平形或立方形。

②白膜为薄层的致密结缔组织。

(2)皮质　皮质含不同发育阶段的卵泡。

①原始卵泡位于皮质浅层，体积小，数量多，由初级卵母细胞和卵泡细胞构成。

初级卵母细胞位于卵泡的中央，体积较大，圆形，核大而圆，染色浅，核仁明显，胞质嗜酸性。

卵泡细胞位于卵母细胞的周围，体积较小，扁平，单层排列。

②初级卵泡位于原始卵泡的深部，体积增大，数量减少，内部有透明带出现，外方有卵泡膜出现。

初级卵母细胞体积增大。

卵泡细胞变为立方或矮柱状，单层或复层排列。紧贴卵母细胞周围的一层卵泡细胞为柱状，呈放射状排列，即放射冠。

透明带为卵母细胞与放射冠之间的一层均质状的嗜酸性膜。

卵泡膜包裹在初级卵泡外周，由卵泡周围的结缔组织分化而来。

③次级卵泡移至皮质深层，体积继续增大，晚期可分为卵泡腔、卵丘和颗粒层三部分。

卵泡腔　随卵泡细胞数量增多，细胞间出现大小不等的腔隙，渐融合成一个大的卵泡腔。

卵丘形似山丘凸向卵泡腔内，由初级卵母细胞及其周围的透明带、放射冠和一些卵泡细胞构成。

颗粒层为分布在卵泡腔周围的数层卵泡细胞，构成卵泡壁。

卵泡膜增厚，分为两层。内层细胞较多，血管丰富，细胞呈梭形或多边形，体积较大，染色浅，为膜细胞；外层与周围的结缔组织相似，细胞较少，染色较内层深。

④成熟卵泡不易见到。

(3)髓质　髓质为富含血管和淋巴管的疏松结缔组织。

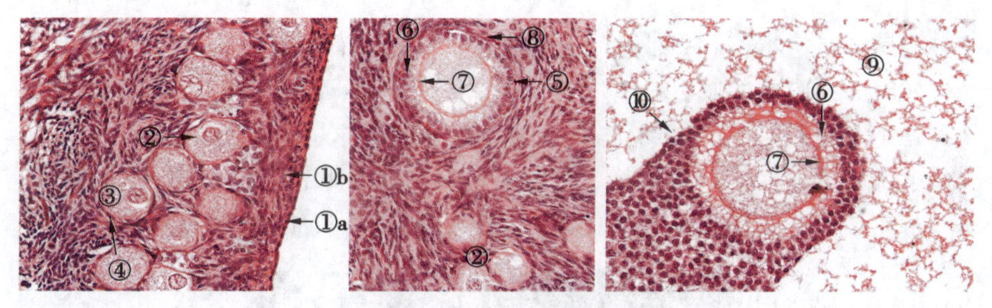

图 16-2　卵巢(高倍)

①a 表面上皮　①b 白膜　②原始卵泡　③初级卵母细胞　④卵泡细胞
⑤初级卵泡　⑥放射冠　⑦透明带　⑧卵泡膜　⑨卵泡腔　⑩卵丘

2. 子宫

【材料与方法】子宫切片，HE 染色。

【肉眼观察】请描述肉眼观察切片的结果。

【低倍镜观察】从内膜一侧开始依次观察子宫(图 16-3)的内膜、肌层和外膜。

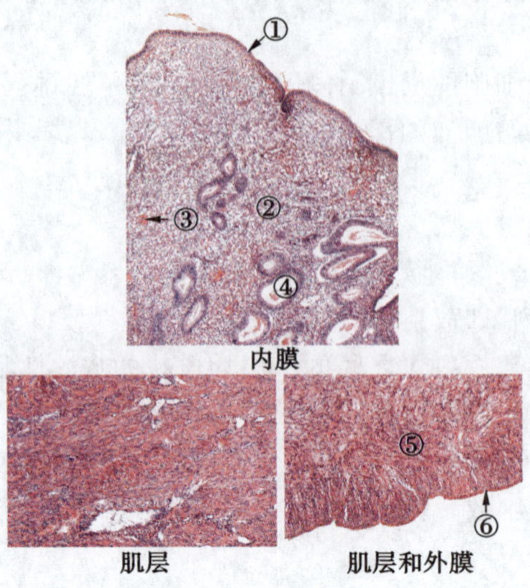

图 16-3　增生期子宫(低倍)

①单层柱状上皮　②固有层　③血管　④子宫腺　⑤肌层　⑥外膜

(1)内膜　观察上皮和固有层。

①上皮位于内膜表面,为单层柱状。

②固有层位于上皮深面,较厚,含较多血管及子宫腺。子宫腺为单管状。增生期时短直,观察到的切面少,腔面平整;分泌期时长而弯曲,观察到的切面多,腔面凹凸不平,呈锯齿状。

(2)肌层　肌层很厚,可见大量平滑肌束的不同切面。

(3)外膜　外膜为浆膜。

【高倍镜观察】观察子宫(图 16-4)的单层柱状上皮和基质细胞。

(1)单层柱状上皮　在单层柱状上皮中隐约可辨柱状的分泌细胞和纤毛细胞。

(2)基质细胞　基质细胞位于固有层内,数量很多,只能辨认细胞核。

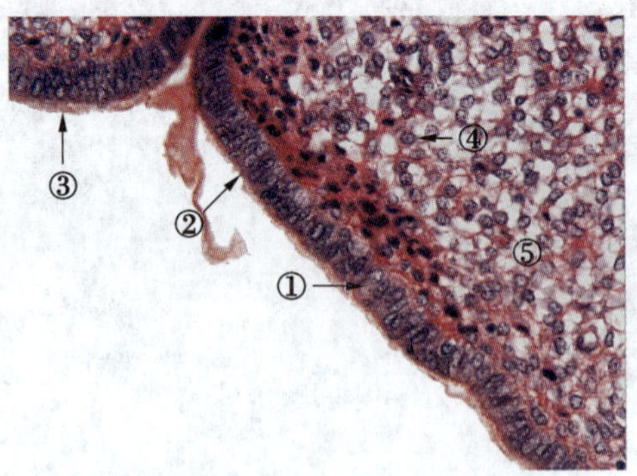

图 16-4　增生期子宫(高倍)

①单层柱状上皮　②分泌细胞　③纤毛细胞　④基质细胞　⑤固有层

二、示教标本

示教1　成熟卵泡

【材料与方法】卵巢切片，HE染色。

【低倍镜观察】位于卵巢皮质，体积非常大，向卵巢表面凸出。卵泡腔很大，颗粒层极薄，放射冠与周围卵泡细胞间出现裂隙。

示教2　黄体

【材料与方法】卵巢切片，HE染色。

【低倍镜观察】位于卵巢皮质，体积很大，被染成淡粉红色，为富含毛细血管的内分泌细胞团。周边部分染色深，是膜黄体细胞（数量少）分布的区域。内部染色浅，是颗粒黄体细胞（数量多）分布的区域。

【高倍镜观察】颗粒黄体细胞体积较大，染色浅。膜黄体细胞体积小，染色较深。

示教3　闭锁卵泡和间质腺

【材料与方法】卵巢切片，HE染色。

【低倍镜观察】皮质中各个发育阶段的卵泡均可停止生长，退化为闭锁卵泡，出现卵母细胞和卵泡细胞溶解消失及透明带弯曲皱缩等现象。卵泡闭锁时，膜细胞可形成不规则的细胞团索，散在于结缔组织中，形成间质腺，其细胞呈多边形，体积较大，染色浅。

示教4　输卵管

【材料与方法】输卵管切片，HE染色。

【低倍镜观察】管壁由黏膜、肌层和浆膜组成。黏膜有很多皱襞。黏膜上皮为单层柱状。

【高倍镜观察】单层柱状上皮由纤毛细胞和分泌细胞组成。

示教5　乳腺

【材料与方法】乳腺切片，HE染色。

【低倍镜观察】静止期腺泡和导管稀少，脂肪组织和结缔组织丰富；活动期腺泡和导管增多，腺泡增大，腔内可见乳汁，脂肪组织和结缔组织相对减少。

【高倍镜观察】腺泡上皮为单层立方形或柱状的。

三、绘图

绘低倍镜下卵巢次级卵泡的结构图。

四、能力检测

(1)如何区分卵巢的各级卵泡？

(2)如何区分增生期和分泌期的子宫内膜？

（金　洁）

第十七章
胚胎学总论

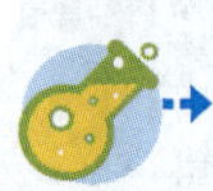

【技能目标】

(1)能依据模型讲述胚泡的形成和植入过程。

(2)能依据模型讲述胚泡的内细胞群分化形成三胚层、胚盘及相关结构的过程。

(3)能依据模型讲述三胚层胚盘的早期分化。

(4)能依据模型讲述胚体的形成过程。

(5)能辨认胎膜和胎盘。

一、观察模型

1. 胚泡的形成

【模型】胚泡形成模型组。

【观察】观察模型(图 17-1)。

(1)模型Ⅰ　共有 4 个细胞。粉色的大细胞为 1 个受精卵,其表面 3 个深色的小细胞为极体。

(2)模型Ⅱ　极体退化消失,受精卵卵裂为 2 个卵裂球,分别为粉色和绿色。

(3)模型Ⅲ　绿色的卵裂球再次卵裂,此期为 3 个卵裂球。

(4)模型Ⅳ　受精后第 3 天,形成由 12～16 个卵裂球构成的桑葚胚。

(5)模型Ⅴ　第 4 天,桑葚胚进入子宫腔,逐渐发育为囊泡状的胚泡,由胚泡腔、滋养层和内细胞群构成。

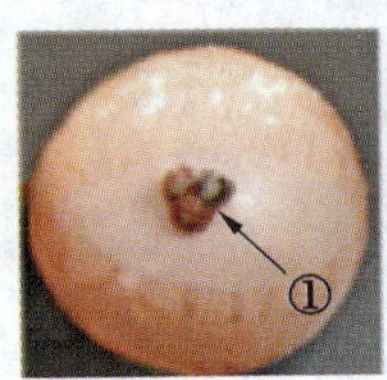

Ⅰ.受精卵

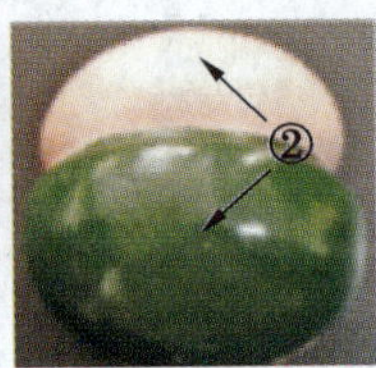

Ⅱ.二细胞期

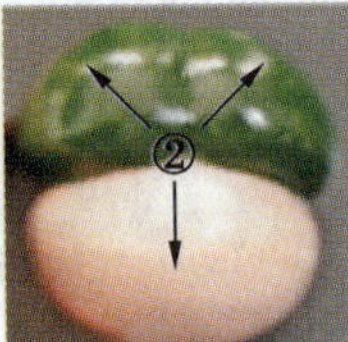

Ⅲ.三细胞期

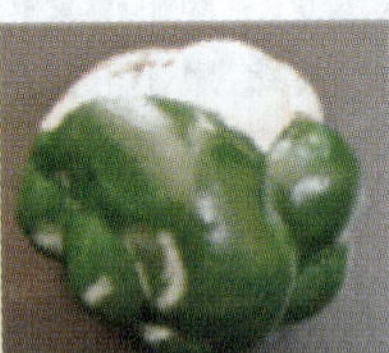

Ⅳ.桑葚胚

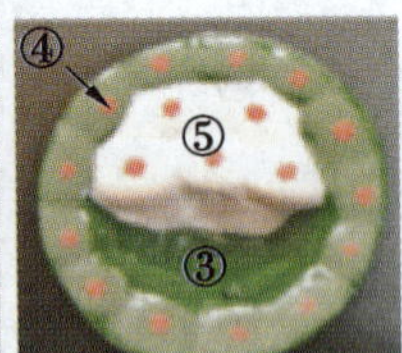

Ⅴ.胚泡

图 17-1　胚泡形成模型组

①极体　②卵裂球　③胚泡腔　④滋养层　⑤内细胞群

①胚泡腔为胚泡中心的大腔。

②滋养层为单层的绿色细胞构成的胚泡壁。

③内细胞群为胚泡腔一侧粉色的细胞团。

2.胚泡的植入

【模型】胚泡植入模型组。

【观察】观察模型。

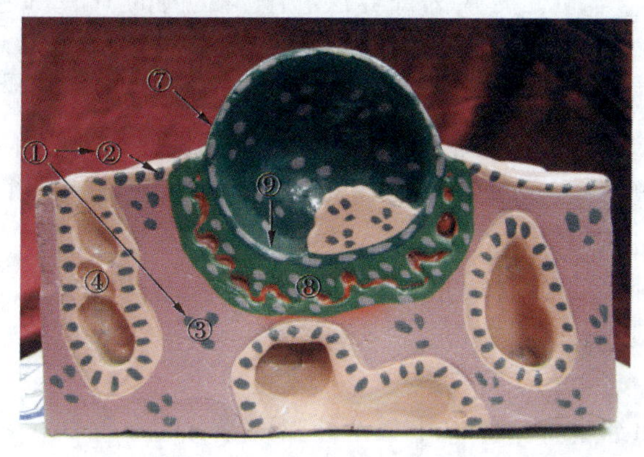

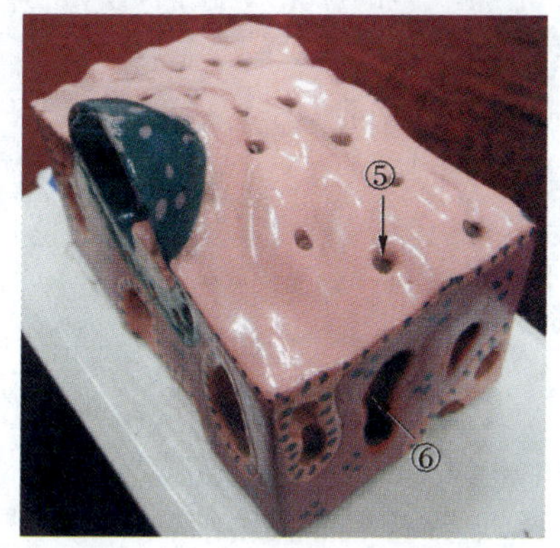

图 17-2　胚泡植入模型Ⅰ

①子宫内膜　②上皮　③固有层　④子宫腺　⑤子宫腺开口　⑥血管　⑦胚泡　⑧合体滋养层　⑨细胞滋养层

(1)模型Ⅰ(图 17-2)　受精后第 5～6 天,胚泡正植入子宫内膜。

①子宫内膜为粉色的长方体结构。植入部位通常在子宫的体部和底部,此时,子宫内膜处于分泌期。

a.上皮浅粉色,位于子宫内膜表面,为单层柱状。

b.固有层深粉色,位于上皮深面,较厚,有丰富的子宫腺和血管。子宫腺由浅粉色的上皮向固有层内凹陷形成,且其细胞组成不变。从内膜表面可见子宫腺的许多开口。血管管壁很薄而辨认不清,腔内含红色的血液。

②胚泡外方的透明带消失,内细胞群侧的滋养层先与子宫内膜接触,分泌蛋白水解酶,在内膜溶蚀出一个缺口,胚泡陷入其中。

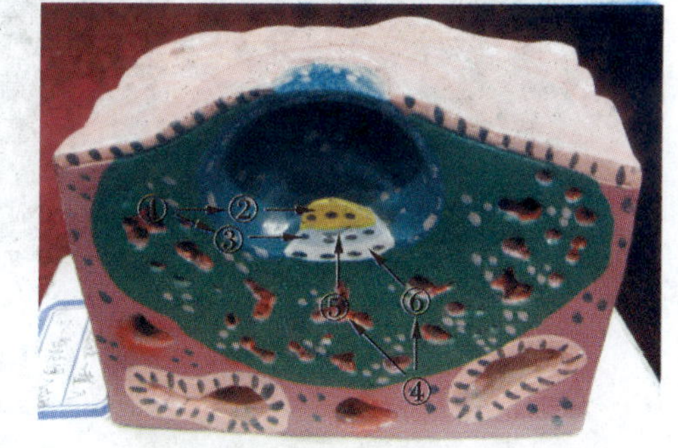

图 17-3　胚泡植入模型Ⅱ

①二胚层胚盘　②下胚层　③上胚层　④羊膜囊　⑤羊膜腔　⑥羊膜

与子宫内膜接触的滋养层细胞迅速增殖,分化为合体滋养层和细胞滋养层。

合体滋养层为浅绿色的外层,细胞互相融合,细胞界限消失。合体滋养层内部可见一些小腔隙,因与子宫内膜的小血管相通而充满母体血液。

细胞滋养层为深绿色的内层,细胞界限清楚,单层排列。

(2)模型Ⅱ(图 17-3)　胚泡即将全部植入子宫内膜。

①滋养层　合体滋养层增多、增厚。

②内细胞群　内细胞群细胞开始不断分裂增殖，逐渐形成二胚层胚盘及相关结构。

二胚层胚盘由上、下胚层紧密相贴而成。下胚层为靠近胚泡腔一侧（腹侧）的一层黄色的立方形细胞。上胚层为下胚层背侧的一层蓝色的柱状细胞。

羊膜囊由羊膜及其环绕的羊膜腔构成。羊膜腔为上胚层细胞增殖，其内出现的一个充满液体的小腔。腔内液体为羊水。羊膜此时仅为滋养层和羊膜腔间的一层白色的上胚层细胞，即羊膜上皮。

(3)模型Ⅲ(图 17-4)　第 11～12 天，子宫内膜的上皮修复，胚泡植入完成。

①蜕膜　植入后的子宫内膜血液供应更丰富，腺体分泌更旺盛，内膜进一步增厚，发育为蜕膜，分为基蜕膜、包蜕膜和壁蜕膜。基蜕膜位于胚的深面。包蜕膜覆盖于胚的子宫腔侧。壁蜕膜为子宫其余部分的蜕膜。

②滋养层　合体滋养层遍布于细胞滋养层外表面。

③二胚层胚盘及相关结构变化如下。

羊膜囊　羊膜腔扩大。

卵黄囊　下胚层细胞增殖，周边的细胞将向腹侧生长延伸围成卵黄囊。

胚外中胚层　胚泡腔内褐色的网状结构为胚外中胚层，由滋养层细胞向胚泡腔内增殖形成，网孔为胚外中胚层细胞间的小腔隙。

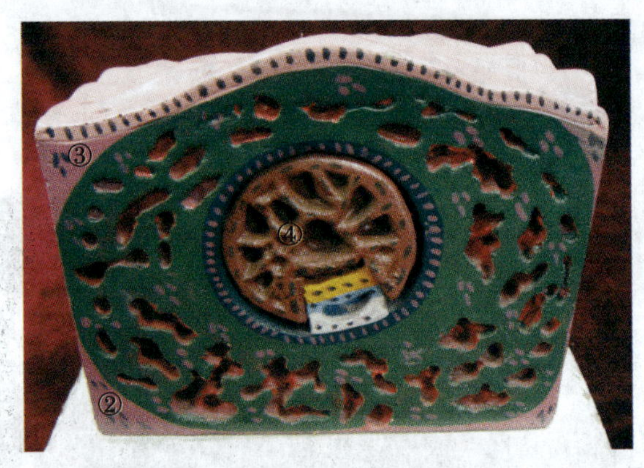

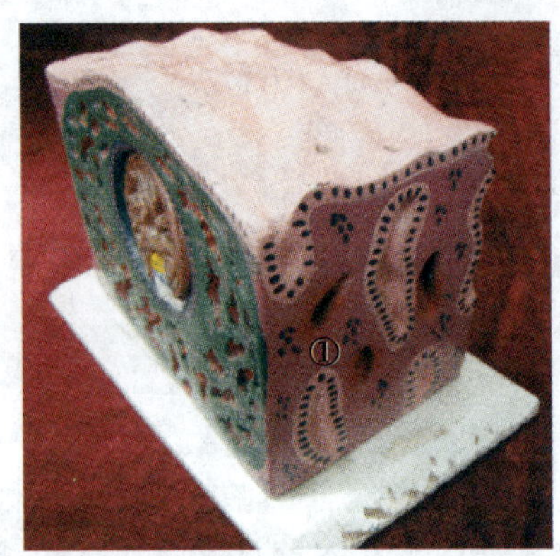

图 17-4　胚泡植入模型Ⅲ

①蜕膜　②基蜕膜　③包蜕膜　④胚外中胚层

3. 二胚层胚盘及相关结构的形成

【模型】胚泡分化模型组。

【观察】观察模型(图 17-5)。

(1)模型Ⅰ　受精后第 8 天，胚泡植入过程中。

①滋养层　内细胞群侧的滋养层与子宫内膜接触，分化为合体滋养层和细胞滋养层。

合体滋养层为浅绿色的外层，细胞互相融合，细胞界限消失。

细胞滋养层为深绿色的内层，细胞界限清楚，单层排列。

②内细胞群分化为二胚层胚盘及相关结构。

二胚层胚盘由上、下胚层紧密相贴而成。下胚层为靠近胚泡腔一侧(腹侧)的一层黄色的立方形细胞。上胚层为下胚层上方(背侧)的一层蓝色的柱状细胞。

羊膜囊由羊膜及其环绕的羊膜腔构成。羊膜腔为上胚层内的一个大腔,内有羊水。羊膜仅为滋养层和羊膜腔间的一层白色的上胚层细胞来源的羊膜上皮。

(2)模型Ⅱ　第9天。

①合体滋养层增多、增厚,内部可见一些小腔隙,因与子宫内膜的小血管相通而充满母体血液。

②胚外中胚层　滋养层细胞向胚泡腔内增殖形成一层粉红色的胚外中胚层。

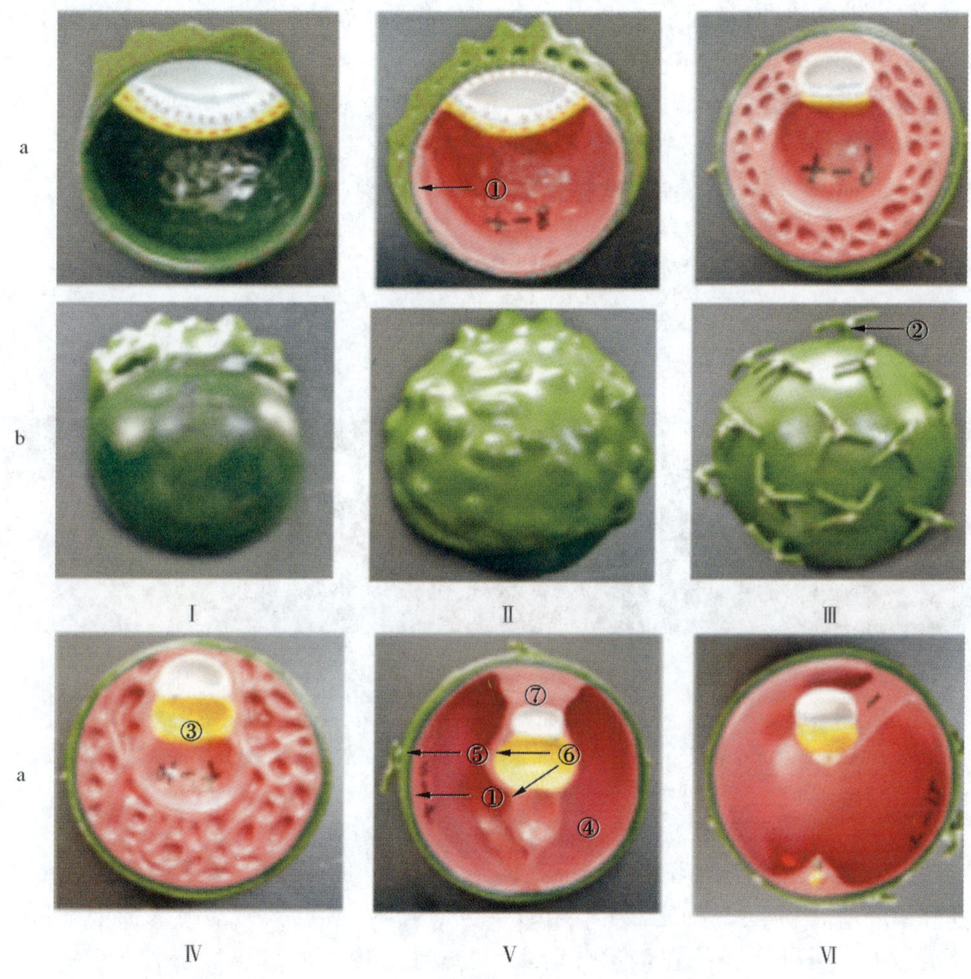

图17-5　胚泡分化模型组(a内面观　b表面观)

①胚外中胚层　②绒毛干　③卵黄囊　④胚外体腔　⑤滋养层　⑥绒毛膜　⑦体蒂

(3)模型Ⅲ　第11天,胚泡植入完成。

①合体滋养层遍布细胞滋养层的外表面。

②绒膜干　胚泡表面的树枝状凸起为绒毛，由绒毛干及分枝构成。观察绒毛干的切面，此时的绒毛干由合体滋养层和细胞滋养层构成，为初级绒毛干。

③胚外中胚层增多、增厚，细胞间出现许多小的腔隙。

(4)模型Ⅳ　第 12 天。

①绒毛干更多、更粗大。

②胚外中胚层增多、增厚，细胞间的腔隙也增多，并开始相互融合形成较大的腔。

③卵黄囊　下胚层周边的细胞向腹侧生长延伸围成一个黄色的卵黄囊。

(5)模型Ⅴ　第 13 天，胚外中胚层变化如下。

①胚外体腔　胚外中胚层的众多小腔融合成一个大的胚外体腔。

②体蒂　附着于滋养层内面的胚外中胚层与滋养层共同构成绒毛膜；附着于羊膜外面的胚外中胚层，参与构成羊膜；附着于卵黄囊壁外面的胚外中胚层，参与构成卵黄囊壁。

③将二胚层胚盘及其背腹两侧的羊膜囊和卵黄囊悬吊于绒毛膜内的束状的胚外中胚层为体蒂。

(6)模型Ⅵ　第 14 天，体蒂变窄，移至胚盘一侧(尾侧)。

4. 三胚层胚盘及相关结构的形成、早期分化和胚体的形成

【模型】三胚层模型组和胚体形成模型组。

【观察】观察模型。

(1)三胚层模型Ⅰ(图 17-6)　受精后第 16 天，切除了大部分绒毛膜和羊膜的胚。

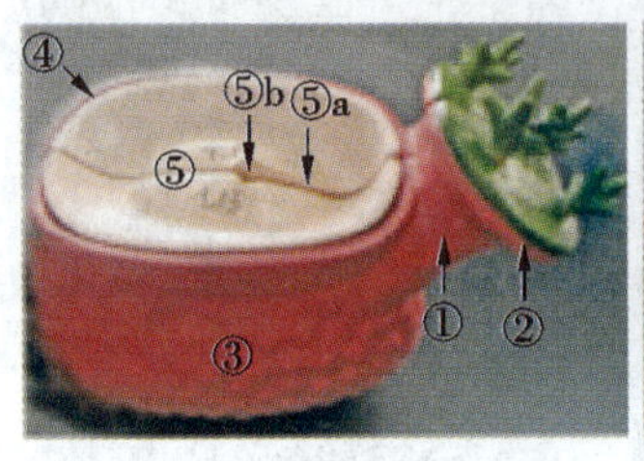

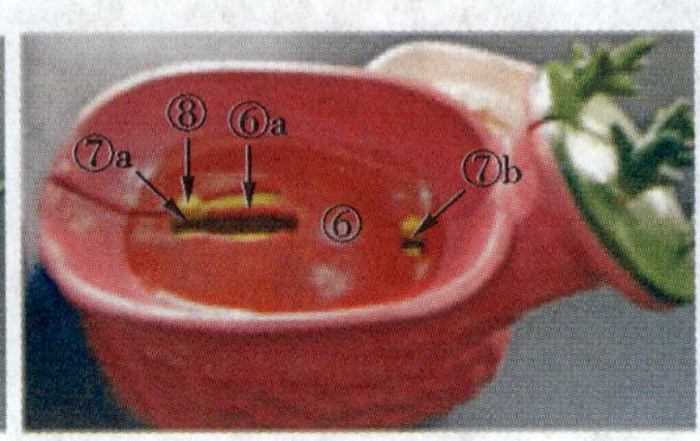

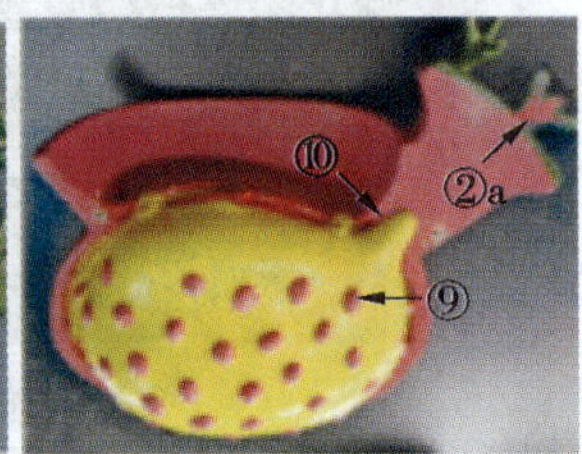

图 17-6　三胚层模型Ⅰ

①体蒂　②绒毛膜　②a 次级绒毛干　③卵黄囊　④羊膜切缘　⑤上胚层　⑤a 原条与原沟　⑤b 原结与原凹　⑥中胚层　⑥a 脊索　⑦a 口咽膜　⑦b 泄殖腔膜　⑧内胚层　⑨血岛　⑩尿囊

①体蒂　模型中较细的束状的红色部分为体蒂，由胚外中胚层构成。

②绒毛膜仅留有与体蒂相连的一小部分，位于体蒂的一侧，从内向外依次由红色的胚外中胚层、深绿色的细胞滋养层和浅绿色的合体滋养层构成。其表面可见几支树枝状的绒毛。当取下胚的左侧部分时，可见绒毛干内有胚外中胚层伸入，为次级绒毛干。

③胚盘及相关结构位于体蒂的另一侧，借体蒂悬吊于绒毛膜内，包括位于中间的胚盘及其背腹(上下)两侧的羊膜囊(已切去大部分)和卵黄囊。

a. 羊膜囊已切去大部分，可径直观察到底部粉色的上胚层。在切缘处可见羊膜由上胚层细胞来源的羊膜上皮和其外方的胚外中胚层构成。

b. 胚盘分化为外胚层、中胚层和内胚层。

上胚层（在中胚层和内胚层形成后改称为外胚层） 先后出现原条、原结、原沟和原凹。原条为胚轴尾端（连有体蒂的一端）的一条增厚区。原结为原条头端的膨大部分。原沟为原条中线的浅沟。原凹为原结中心的浅凹。

中胚层 移去上胚层便可见其腹侧红色的中胚层，其边缘与胚外中胚层相衔接，分为脊索和脊索以外的中胚层。脊索为胚轴头端单独走行的细胞索，由原凹的上胚层细胞在上、下胚层间向头端增生迁移形成。脊索以外的中胚层由原沟的一部分上胚层细胞在上、下胚层间向左右两侧和头端迁移扩展形成。其头、尾端（脊索的头侧、原条的尾侧）各有一无中胚层的圆形区域，此处内、外胚层相贴，呈薄膜状，分别为口咽膜和泄殖腔膜。

内胚层 透过无中胚层的区域可见其腹侧黄色的内胚层，由原沟的另一部分上胚层细胞进入下胚层并将其完全置换形成。

c. 卵黄囊 取下胚的左侧部分可见卵黄囊壁由黄色的胚外内胚层和其外方红色的胚外中胚层构成。在胚外内胚层的外方，散在分布有许多岛状的胚外中胚层细胞团，为血岛，其中央的细胞将分化为造血干细胞。

d. 尿囊 卵黄囊尾端向体蒂内伸入的一个指状盲囊为尿囊，其壁由黄色的胚外内胚层和红色的胚外中胚层构成。

(2)三胚层模型Ⅱ（图 17-7） 第 19 天，胚盘向羊膜腔内隆起。

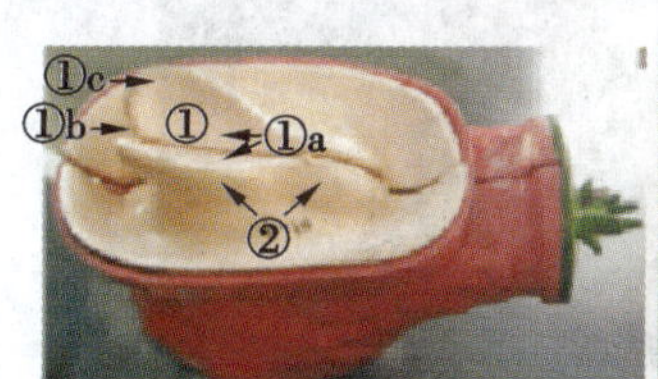

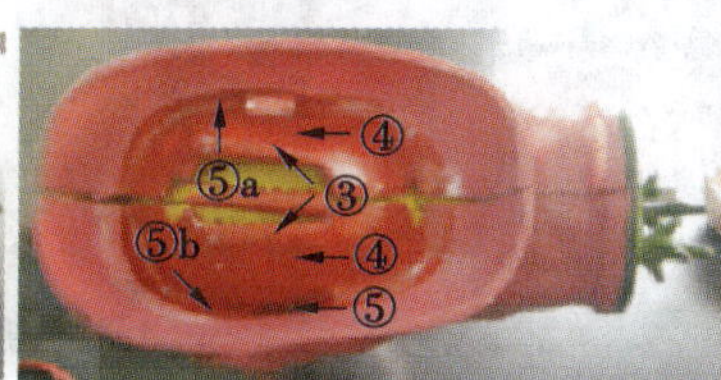

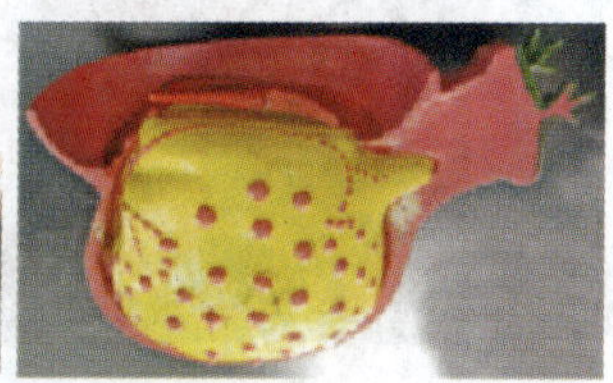

图 17-7 三胚层模型Ⅱ

①神经外胚层 ①a 神经板 ①b 神经沟 ①c 神经褶 ②表面外胚层

③轴旁中胚层 ④间介中胚层 ⑤侧中胚层 ⑤a 胚内体腔 ⑤b 脏壁中胚层

①外胚层 随着胚体发育，原条相对缩短，外胚层分化为神经外胚层和表面外胚层。

神经外胚层先后出现神经板、神经沟和神经褶。神经板为脊索诱导其背侧的外胚层增厚形成的板状结构。构成神经板的这部分外胚层即神经外胚层。神经沟由神经板中央沿长轴向下凹陷形成。神经褶为神经板位于神经沟两侧的隆起。

表面外胚层为神经外胚层以外的外胚层。

②中胚层 移去外胚层可见腹侧的中胚层。脊索向头端生长、增长，其两侧的中胚层由内向外依次分化为轴旁中胚层、间介中胚层和侧中胚层三部分。

a. 轴旁中胚层为脊索两侧的中胚层增厚形成的一对纵行细胞索。

b. 间介中胚层为轴旁中胚层与侧中胚层间的带状区域。

c. 侧中胚层位于中胚层的最外侧，分化为胚内体腔、体壁中胚层和脏壁中胚层。

胚内体腔将侧中胚层分为体壁中胚层和脏壁中胚层两层。

体壁中胚层与外胚层相贴，在移去外胚层时一起移去，可观察到其腹侧的胚内体腔与脏壁中胚层。

脏壁中胚层位于胚内体腔的腹侧，与其腹侧的内胚层相贴。

③内胚层　取下胚的左侧部分可见内胚层开始向腹侧卷折，凸入胚内形成原始消化管。

(3)三胚层模型Ⅲ(图 17-8)　第 22 天，三胚层胚盘边缘向腹侧卷折形成头褶、尾褶和左右侧褶。这时，圆柱形的胚体开始形成，凸入羊膜腔。

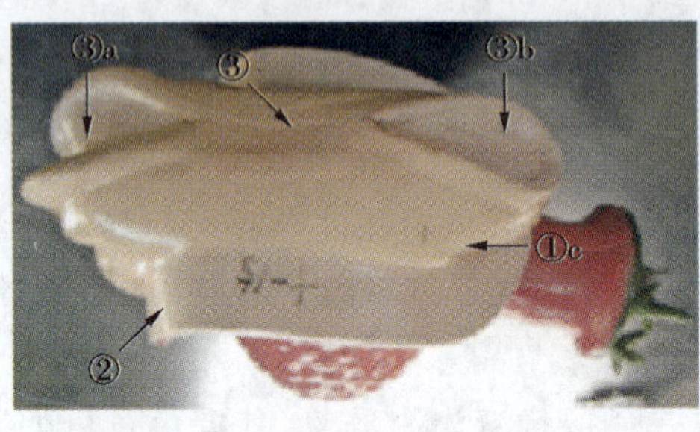

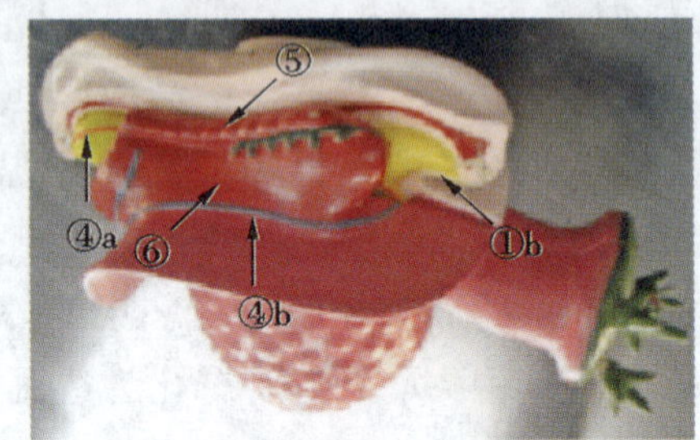

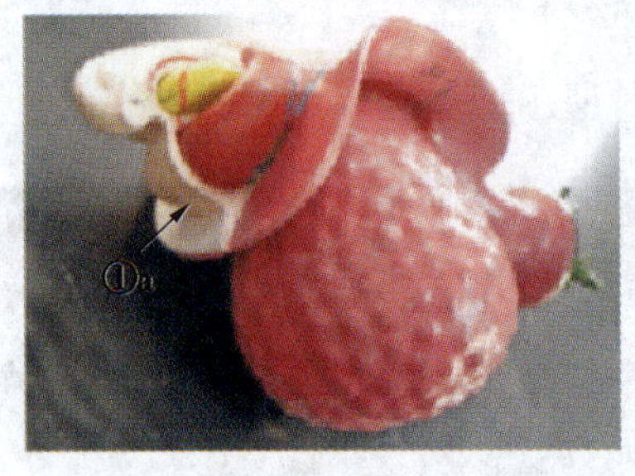

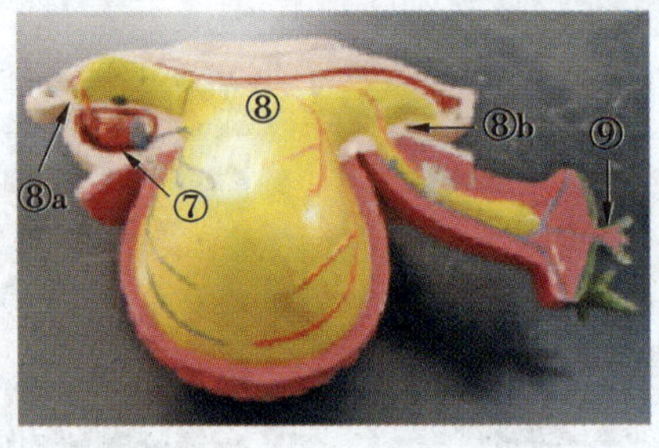

图 17-8　三胚层模型Ⅲ

①a 头褶　①b 尾褶　①c 侧褶　②羊膜　③神经管　③a 前神经孔　③b 后神经孔　④a 动脉　④b 静脉　⑤体节　⑥体壁中胚层　⑦心包腔　⑧原始消化管　⑧a 口咽膜　⑧b 泄殖腔膜　⑨三级绒毛干

①胚体及相关结构变化如下。

a. 羊膜囊　羊膜腔扩大，羊膜将包裹体蒂(内有尿囊)和卵黄囊，形成脐带。

b. 胚体　外胚层、中胚层和内胚层变化如下。

(a)外胚层　左右两侧的神经褶中部融合，神经管开始形成，其头、尾端未闭合处分别为前、后神经孔。

(b)中胚层　移去外胚层(含部分中胚层)的左侧部分可见中胚层内已有红色的动脉和蓝色的静脉形成。

Ⅰ. 轴旁中胚层断裂为团块状的体节。

Ⅱ. 侧中胚层由于内部的胚内体腔扩大而略显膨凸。

体壁中胚层与外胚层相贴，因外胚层已移去故可直接观察。

胚内体腔　取下胚的左侧部分可见头端的胚内体腔分化为心包腔。

脏壁中胚层　观察取下的胚的左侧部分，与内胚层相贴的为脏壁中胚层。

(c)内胚层向腹侧卷折，包入胚体内部，形成一条头尾走向的封闭的原始消化管。口咽膜和泄殖腔膜分别随头、尾褶转到胚体的腹面，分别封闭原始消化管的头、尾端。原始消化管的中段与卵黄囊相通。

c.卵黄囊与原始消化管相通的部位变细，其壁的胚外中胚层内也有血管形成，与胚体内的血管相通。

②体蒂随尾褶移至胚体腹侧，其内的尿囊逐渐变细。尿囊壁的胚外中胚层内也有血管形成，与胚体内的血管相通，将分化为脐动脉和脐静脉。

③绒毛膜　绒毛干中轴的胚外中胚层内也有血管形成，并通过体蒂内的血管与胚体内的血管相通，为三级绒毛干。

(4)胚体形成模型Ⅰ(图17-9)　第25天，切除了大部分绒毛膜、羊膜和卵黄囊的胚。头褶、尾褶和左右侧褶在胚体腹侧向中心靠拢。移去胚体的左侧部分可见蓝色的结构来源于外胚层，粉色的结构来源于中胚层(红色的心脏和动脉与蓝色的静脉也来源于中胚层)，黄色的结构来源于内胚层。

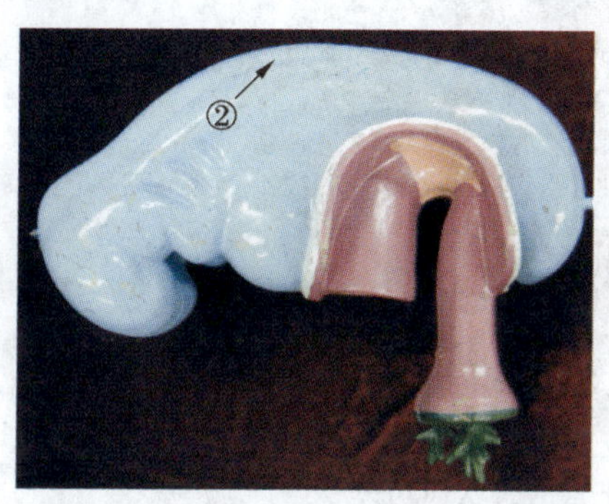

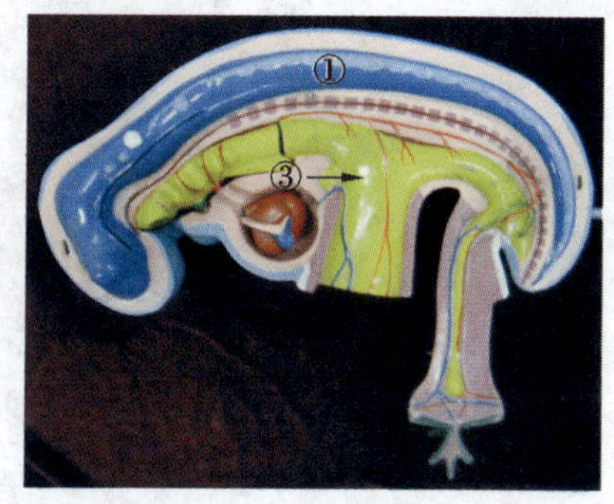

图17-9　胚体形成模型Ⅰ

①神经管　②表面外胚层　③卵黄蒂

①神经管　前、后神经孔已闭合，封闭的神经管形成。左右两侧的表面外胚层在神经管上方融合，神经管埋入深部。

②卵黄囊与原始消化管相通的部位变细为卵黄蒂。

(5)胚体形成模型Ⅱ(图17-10)　第28天，头褶、尾褶和左右侧褶已在胚体腹侧的成脐处会聚，脐带形成，圆柱状的胚体形成完毕。此模型为带有一段脐带的胚体。外胚层包于胚体外表，整个胚体凸入羊膜腔浸泡在羊水中。

5.胎儿和胎膜及它们与子宫的关系

【模型】妊娠3个月子宫矢状面切开模型。

【观察】观察模型(图17-11)的子宫蜕膜、胎膜和胎盘。

(1)子宫蜕膜　模型周边的绿色结构和粉色结构构成很厚的子宫壁，其中，内层的粉色结构为蜕膜，分为基蜕膜、包蜕膜和壁蜕膜。

①基蜕膜和包蜕膜　一侧的蜕膜内因含有胎儿及其附属结构(即胎膜)而分为两层。位于胎儿及胎膜深面的为基蜕膜，覆盖于它们的子宫腔侧的为包蜕膜。基蜕膜内

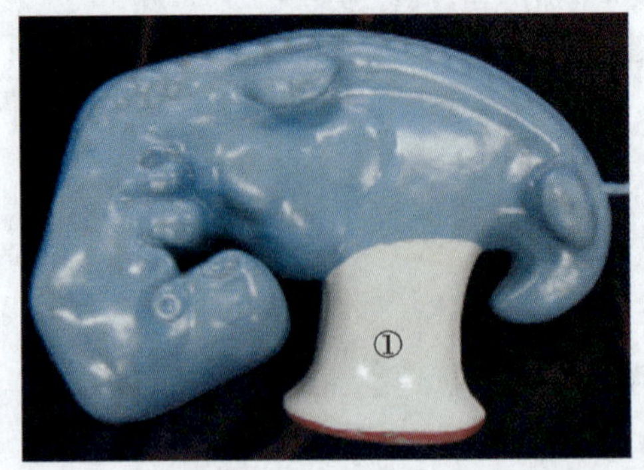

图 17-10 胚体形成模型Ⅱ

①脐带

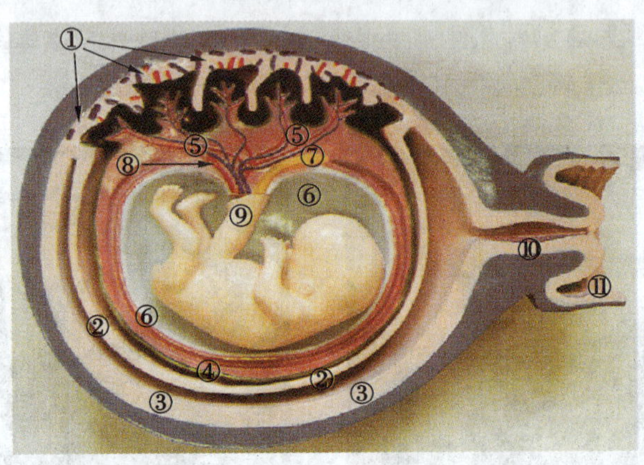

图 17-11 妊娠 3 个月子宫的矢状面切开模型

①基蜕膜 ②包蜕膜 ③壁蜕膜 ④绒毛膜 ⑤脐血管 ⑥羊膜 ⑦卵黄囊 ⑧尿囊 ⑨脐带 ⑩子宫颈 ⑪阴道

含大量红色的子宫螺旋动脉和蓝色的子宫静脉。

②壁蜕膜 与包蜕膜相对的其余的蜕膜为壁蜕膜，与包蜕膜间的子宫腔已非常狭窄。

(2)胎膜 观察绒毛膜、羊膜囊、脐带、卵黄囊和尿囊。

①绒毛膜为胎膜的最外层，与蜕膜直接相贴，由位于外方的绿色的滋养层及其内面红色的胚外中胚层构成，分为丛密绒毛膜和平滑绒毛膜。

a. 丛密绒毛膜与基蜕膜相贴，外表面伸出许多树枝状的绒毛。

绒毛干中轴的胚外中胚层内有血管形成，为三级绒毛干。

绒毛间隙 绒毛之间的腔隙为绒毛间隙，有母体子宫螺旋动脉的开口，故充满母体血液。

b. 平滑绒毛膜与包蜕膜相贴，外表面光滑，绒毛退化消失。

②羊膜囊位于绒毛膜内，两者间的胚外体腔逐渐消失。羊膜由外方红色的胚外中胚层及其内面白色的羊膜上皮构成。羊膜腔内有羊水，胎儿悬浮其中。

③脐带、卵黄囊和尿囊　连于胎儿脐部与丛密绒毛膜间的索状结构为脐带。脐带以体蒂为基础，外覆羊膜而成，中轴的胚外中胚层内含退化变细的黄色的卵黄囊和红色的尿囊外，两条蓝色的脐动脉和一条红色的脐静脉已形成，将绒毛膜内的血管与胎儿体内的血管相连。

(3)胎盘　胎盘由胎儿部和母体部构成。胎儿部由胎儿的丛密绒毛膜及其内面的羊膜构成。母体部即子宫的基蜕膜。

6. 胎盘的一般结构

【模型】足月胎盘模型。

【观察】足月胎盘(图 17-12)呈圆盘状，直径 15～20 cm。观察其胎儿面和母体面。

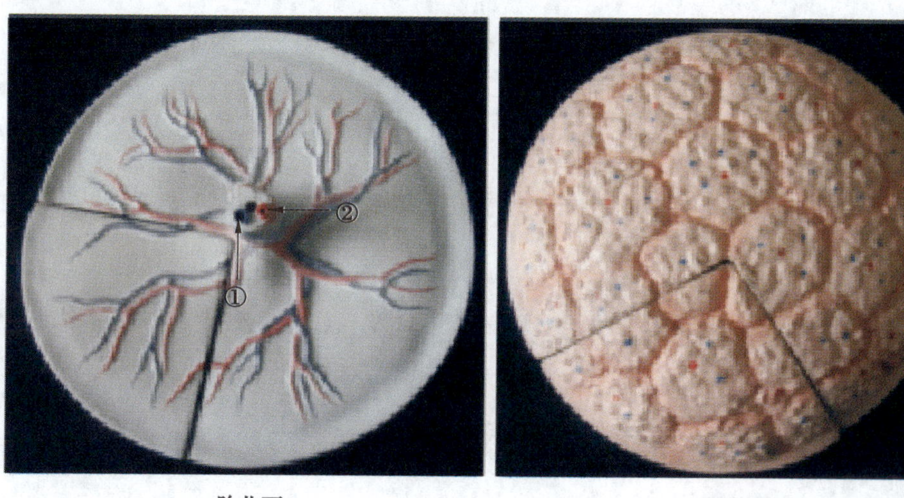

图 17-12　足月胎盘模型

①脐动脉　②脐静脉

(1)胎儿面　胎儿面光滑，脐带附于中央。脐带内两条蓝色的脐动脉和一条红色的脐静脉进入胎盘后不断分支，呈放射状走行。

(2)母体面　母体面粗糙，可见 15～30 个胎盘小叶及其内大量红色的子宫螺旋动脉和蓝色的子宫静脉的横断面。

二、能力检测

(1)试述胚泡的形成和植入过程。

(2)试述胚泡的内细胞群分化形成三胚层胚盘及相关结构的过程。

(3)试述三胚层胚盘的早期分化。

(4)试述胎膜的组成及它们的结构特点。

(5)试述胎盘的结构。

(李润琴　金　洁)

图书在版编目(CIP)数据

组织学与胚胎学实验教程/张国境　主编. —武汉：华中科技大学出版社，2010.7（2019.7 重印）
ISBN 978-7-5609-6192-7

Ⅰ. 组…　Ⅱ. 张…　Ⅲ. ①人体组织学-实验-高等学校:技术学校-教材　②人体胚胎学-实验-高等学校:技术学校-教材　Ⅳ. R32-33

中国版本图书馆 CIP 数据核字(2010)第 080753 号

组织学与胚胎学实验教程　　张国境　主编

策划编辑：陈　鹏
责任编辑：孙基寿
封面设计：陈　静
责任校对：史燕丽
责任监印：周治超
出版发行：华中科技大学出版社（中国・武汉）
武昌喻家山　邮编：430074　电话：(027)81321913
录　排：龙文装帧
印　刷：湖北新华印务有限公司
开　本：787mm×1092mm　1/16
印　张：6
字　数：130 千字
版　次：2019 年 7 月第 1 版第 3 次印刷
定　价：32.00 元

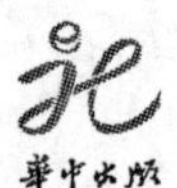